Vera Schulze-Brockamp

•

Eine neue Wahrheit aus der jenseitigen Welt

Inhalt

Teil II – Die jenseitigen Ärzte wünschen Qualitätsstandards

Vorwort vom Rat der jenseitigen Ärzte zur 4. Auflage

Unsere Botschaften haben sich vom Erscheinen des Buches im Jahr 2010 bis heute stetig ausweiten können. Zahlreiche Therapeuten rufen inzwischen unsere Heilstrahlenergien ab.

Für die Annahme der Heilarbeit müssen Therapeuten und Patienten mit vielen Blockaden rechnen. Wir helfen auch dabei, diese Hürden zu überwinden. Erfahrungen und Erkenntnisse dazu vermitteln wir in dem Folgewerk, das in Vorbereitung ist.

Zu erwähnen ist, dass es seit Frühjahr 2013 von uns durch Vera energetisierte Produkte gibt, die Schutz vor Belastungen aus der Umwelt und eine Energieanhebung des Besitzers bewirken. Sie stabilisieren zudem die erfolgten Entkopplungstherapien. Damit ist auch eine Optimierung vorhandener Entstör-Produkte möglich.

Wir bitten nun weiter um eine gute Zusammenarbeit aller Instanzen, die um Gesundheit und Wohlergehen von Menschen, Tieren und der Natur bemüht sind.

Gott segne euch.

Rat der jenseitigen Ärzte
11. Juli 2015

Teil I

Eine Sammlung von Botschaften jenseitiger Ärzte

Vorwort des Mediums

Liebe Leser, vor Ihnen liegt ein Buch, dessen Inhalt eine besondere Entstehungsgeschichte hat. Im Jahr 2006 besuchte mich eine Freundin mit medialen Fähigkeiten. Sie verstand es, auditive und visuell übermittelte oder durch mediales Schreiben empfangene Botschaften aus der geistigen Welt zu empfangen. Spontan fragte ich sie, ob sie für mich einen Kontakt zu meinem Schutzengel herstellen und die Antworten auf meine Fragen schriftlich empfangen könne. Staunend und ergriffen erhielt ich Antworten! Die Freundin schrieb sehr schnell, denn mein Schutzengel Cristina hatte viel Trost und Zuversicht zu übermitteln, darunter die Empfehlung, ich solle das mediale Schreiben in einem Kurs erlernen, denn man habe eine Aufgabe für mich. Aus der geistigen Welt solle eine neue Strahlentherapie vermittelt werden, die für meine therapeutische Arbeit wichtig sei. Ich sei von Helfern im Jenseits für diese Arbeit ausgewählt. Ich war mehr als erstaunt, hatte ich mich doch gerade erst von besonderen Veränderungen in meinem Leben erholt. Ich fühlte mich geehrt, aber viel zu klein und zu schwach für eine wirklich große Aufgabe.

Die Neugier trieb mich an. Nach dem Kurs im medialen Schreiben gelang es mir bald schon, schnell zu schreiben, was medial angesagt wurde. Zunächst waren es ganz persönliche Fragen und Ereignisse, zu denen ich um Antwort bat. Nach fast vier Wochen bekam ich den Auftrag, mit einem separaten Diktatheft zu beginnen, in dem die Botschaften zu der neuen Strahlentherapie aufgezeichnet werden sollten. Es wurde ernst. Meine Aufgeregtheit und Vorfreude wuchs von Tag zu Tag.

Ich ahnte nicht, was man mir mitteilen wollte, und das blieb auch so bis zum Beginn eines jeden Abschnittes, den ich medial aufgeschrieben habe. Es meldete sich der „Rat der jenseitigen Ärzte“ mit bedeutenden Aussagen zu zahlreichen Themen des Lebens und Heilens. Nun liegt Ihnen die umfangreiche Sammlung all dieser Ansagen vom „Rat der jenseitigen Ärzte“ vor.

Viele Menschen wird dieses Buch in Erstaunen versetzen, einige werden den Kopf schütteln, andere werden das Geschriebene ablehnen, wieder andere werden auf diese und weitere Botschaften neugierig sein. Das alles ist mir bewusst. Ich versichere, dass die Texte nicht meine eigenen Gedanken beinhalten, sondern medial übermittelt wurden. Bei Kolleginnen und Kollegen, die ebenfalls kinesiologisch oder auf andere Weise energetisch testen, habe ich mehrfach nachgefragt, ob dies so ist und ob es wirklich gewünscht ist, die Schriften zu veröffentlichen, auch mit der Quelle aus der jenseitigen Welt und mit Namen von bekannten verstorbenen Ärzten. Die Kolleginnen und Kollegen kamen ebenso wie ich immer wieder zu dem eindeutigen Ergebnis, dass die Texte ohne Veränderungen publiziert werden sollen. Ich stehe voll und ganz hinter den Aussagen dieses Buches. Jeder Leser möge sich seine eigene Meinung dazu bilden oder persönliche Erfahrungen sammeln.

Vor den negativen Aspekten, wegen der Schriften angegriffen zu werden, habe ich lange große Sorge gehabt. Doch je weiter das Geschriebene, die Worte meiner Helfer, der Ärzte im Jenseits, fortschritt, desto mehr Mut und Entschlusskraft bekam ich, dieses Buch zu gestalten.

Parallel zum medialen Schreiben hat sich meine therapeutische Arbeit mit der Hilfe dieser speziellen neuen Energie vom Rat der jenseitigen Ärzte als sehr erfolgreich herausgestellt. In der

Praxis gibt es viele Anwendungen und es macht große Freude, die positive Wirkung der Therapie bei meinen Patienten zu beobachten. Ich danke allen, die aufgrund ihrer persönlichen Besserung oder Genesung anderen Personen empfohlen haben, diesen Weg ebenso zu beschreiten.

Von Patienten und therapeutischen Kollegen wurde ich wiederholt um mehr Hintergrundinformation zu meiner Behandlungsmethode gebeten. Das war für mich ein weiterer Impuls, die Veröffentlichung jetzt konkret zu veranlassen. Hierdurch soll diese Methode weiteren Therapeuten nähergebracht werden, die sich mit dem Behandlungskonzept identifizieren können. Mit diesem Konzept können sie vielen Menschen helfen, Probleme des Lebens zu überwinden und Genesung von Krankheiten zu fördern. Aus meiner Erfahrung bedarf es der Öffnung gegenüber dieser Hilfe aus dem Jenseits durch Therapeuten und Patienten, um die gewünschte Wirkung zu erzielen. Eine Garantie für den Erfolg mit dieser Energiearbeit durch andere Therapeuten kann weder ich als Autorin noch der Verlag übernehmen. Für Kollegen stehe ich zum Austausch über Einzelfragen gern zur Verfügung.

Ganz herzlichen Dank richte ich an den Rat der jenseitigen Ärzte, der mich für diese Aufgabe gewählt hat. Er sorgte schon für die Rahmenbedingungen im schönen Aschau im Chiemgau und wurde nicht müde, mir meine Zweifel und Ängste vor dieser großen Aufgabe zu nehmen.

Es ist wohl das Großartigste, was ich bisher erfahren durfte. Ich bin sicher im Vertrauen darauf, dass die Hilfe der jenseitigen Ärzte auch in Zukunft bestehen bleibt, wenn wir Therapeuten in der diesseitigen Welt mit Achtung und Demut vor der angebotenen Energie aus dem Jenseits umgehen. Nur so ist es möglich, dass wir diese sanfte und effektive Heilenergie zum Wohle vieler Menschen erbitten und nutzen.

Vera Schulze-Brockamp

31. Mai 2009 – 12:08 Uhr

Hier sind die Ärzte im Rat der jenseitigen Ärzte und bitten Dich um Aufnahme des folgenden Textes als Vorwort von uns zu den medialen Schriften:

Vorwort des Rates der jenseitigen Ärzte

Wir möchten uns vorstellen als Vereinigung zahlreicher bereits verstorbener Ärzte sowie Therapeuten im Jenseits. Wir haben unsere Arbeit im Leben sehr geliebt und möchten auch von hier zum Erfolg von Therapien beitragen. Eine Zusammenarbeit ist möglich und von göttlicher Seite gestattet. Wichtige Aussagen dazu sind in diesem Werk übermittelt.

Die Ausführungen beinhalten grundsätzliche Möglichkeiten, positive Auswirkungen, Erfahrungen sowie Begrenzungen. Im zweiten Teil werden die gewünschten qualitativen Einstellungen umschrieben, die es bei energetischen Heilmethoden einzuhalten gilt.

Vom ersten Beginn unseres Mediums Vera in Aschau mit dem Schreiben unserer Botschaften bis zur Veröffentlichung hat es Zeit gebraucht. Die Aufnahme der Schriften bedurfte vieler Monate, und danach hat Vera mit uns den passenden Zeitpunkt für die Vorbereitung zur Veröffentlichung abgestimmt. Sie hat einige Male gefragt, ob sie etwas verstärkt nach Verlag und Lektorat schauen sollte. Leider gab es bisher noch ein besonderes Hindernis. Nun ist es aber inzwischen ausgeräumt. Wir dürfen dieses besondere Zusammentreffen von äußeren und auch persönlichen Energien bei Vera beschreiben, die zur Ablösung des Hinderungsgrundes führten:

Vertrauliche Zusammenarbeit hat zu der Erkenntnis geführt, dass es bei verschiedensten Kollegen sowie auch bei Vera noch Ängste vor Verfolgung gab, die aus Erfahrungen der Seelen während der mittelalterlichen Verfolgung von Heilenden resultierten. Da es keine offenen Erklärungen zu dem Schaffen gab, sind Zweifel und Ängste in Verfolgung und Tötung von Hexen übergegangen. Viele Orte kannten im Mittelalter die Scheiterhaufen. Menschen wurden aus Angst zu Unrecht gequält und getötet, teils durch Feuer.

Eine ganz ergreifende geschichtliche Erzählung hat beim Lesen in Vera seelische Erinnerungen an eine eigene Lebenserfahrung wachgerufen. Mit dieser Rückerinnerung an die Verfolgung haben sogar körperliche Symptome Hinweise auf ihre eigene Betroffenheit signalisiert. Mit dieser Erkenntnis wurde es Vera bewusst, dass es aus dieser Zeit noch unbewusste Ängste auf der Seele gab, die auch die Veröffentlichung dieses Werkes verhinderten.

Mit einer Kollegin konnte alles besprochen und durch unsere therapeutische Hilfe, um die wir gebeten wurden, aufgelöst werden. Diese Hilfe war nun erst im Mai 2009 möglich, nachdem Vera in den letzten zwei Jahren auch viele Unterbrechungen ihrer Arbeit wegen der schweren Erkrankungen ihrer Eltern hinnehmen musste.

Wir haben sie begleiten dürfen und fanden nun erst die Konstellationen, um zu den Überwindungen der letzten Blockaden für eine Veröffentlichung beizutragen. Wir sehen nun keine Ängste mehr bei Vera, sie ist mutig, die Seele befreit von Belastungen aus der Vergangenheit.

Mehr zu den Blockaden aus früheren Inkarnationen wird in unseren Schriften zu finden sein.

Viel Freude allen Lesern, die hier einen Schlüssel zur Gesunderhaltung und Gesundung finden werden.

Rat der jenseitigen Ärzte

20. September 2006

Die jenseitigen Ärzte melden sich

So, jetzt sind wir versammelt. Wir sind die Ärzte aus dem Jenseits und wir haben Euch viel zu sagen.

Viele von uns haben sich früher im Leben auch mit verschiedenen Methoden der Krebstherapie beschäftigt. Dies ist nun alles lange vorbei und wir können heute auf unsere Arbeit aus einer anderen Perspektive blicken. Wir sind zusammen mit Cristina, dem Schutzengel von Vera. Vera ist unser Medium zum Schreiben. Sie hilft uns, eine große Arbeit zu schaffen, denn es wird ganz viel Zeit und Kraft kosten, diese Erklärungen zusammenzustellen und an die Öffentlichkeit zu bringen.

Wir Ärzte haben uns für Vera entschieden, weil sie eine Praxis nach unseren Vorstellungen in Aschau betreibt. Sie wird es bald selber spüren, wie es mit unseren Auffassungen übereinstimmt, was sie mit den Patienten tut. Wir helfen ihr bei ihrer Arbeit, weil sie seit Langem schon offen ist für die Hilfe aus dem Jenseits. Sie ist mit Gedanken immer bei uns, wenn sie therapiert. So kann ihre Therapie von uns unterstützt werden, was zu großen Erfolgen führt.

Jetzt möchten wir uns aber erst einmal vorstellen. Wir sind alle Ärzte aus dem 20. Jahrhundert. Unsere Namen sind sehr zahlreich und es bedürfte viel Zeit und Platz, alle aufzuführen. Wir sind hier vereint im Jenseits zu einer besonderen Aufgabe. Immer umfangreicher wird die Zahl der Seelen, die mitwirken und mitgestalten möchten. Aus Gründen des Verständnisses und zum Zwecke der Erkennung unserer Energie bezeichnen wir uns als „Rat der jenseitigen Ärzte".

Unser Wunsch ist es, noch lebenden Ärzten und Therapeuten unsere Sichtweise zu vermitteln, die Hilfe bei Heilungen anzubieten. Die Methode, die dazu geeignet ist, wird genau beschrieben.

Die Rahmenbedingungen sowie auch die qualitativen Anforderungen werden genauer im Teil II definiert.

Dieser vorliegende erste Teil soll eine Einführung in die Möglichkeit der neuen Therapieform geben. Jeder, der sich damit identifizieren kann, wird sich tiefer mit den folgenden Schriften auseinandersetzen.

Mit den folgenden Ausführungen möchten wir alle uns ganz deutlich für eine neue Therapieform einsetzen. Insbesondere ist die Therapie bei allen chronischen Krankheiten, wie auch Krebs, geeignet, den Patienten zur Heilung zu bringen.

Wir sind der Meinung, dass noch zu viele Ärzte diese Erfahrung nicht in ihre Arbeit einbeziehen, weil sie Sorge vor Angriffen haben. Somit bleibt es im Verborgenen, wenn es am Patienten ausgeführt wird, und es wird nicht offen darüber gesprochen. Jeder Therapeut hat Angst um seine Existenz, denn davon hängt viel ab. Nur wenige haben den Mut, die Hilfen anzunehmen, die die Engel bieten, oder gar darüber zu sprechen. Offene Eingeständnisse, dass die jenseitigen Helfer einbezogen werden können, gibt es nur selten. Hat jemand viel Erfolg, wird oft gemutmaßt, dass er außerordentliche Energien habe. So ist es aber niemals, denn alle lebenden Menschen haben eine ganz identische Energie, die solche Dinge nicht hervorbringen kann.

Die heilende Energie ist immer aus der Kraft des Himmels geschöpft. Darum sollen es alle anderen Therapeuten nun auch für sich nutzen können, wenn sie sich damit identifizieren können. Wir werden hier eine Anleitung geben, wie man die himmlischen Kräfte nutzbar machen kann.

Zum Medium

Zuerst möchten wir Vera danken, dass sie sich für diese Arbeit zur Verfügung stellt. Sie hat gerade eine Operation hinter sich und ist dennoch mit ganzem Herzen bei uns. Sie freut sich mit uns über diesen bedeutungsvollen Auftrag, etwas Licht in die gesamte Energiemedizin zu bringen.

Vera hat schon vor einigen Jahren gelernt, wie man die Engel und Schutzgeister um Hilfe bitten kann, wenn es um die Lösung von Problemen des Patienten geht, die einer Erkrankung zugrunde liegen. Sie weiß ganz richtig, dass die Krankheiten durch die seelischen Konflikte entstehen. Sie erklärt es den Patienten ganz genau, wenn sie sagt, der energetisch schwächste Punkt ist die Stelle oder das Organ des Menschen, wo sich die Krankheit manifestiert. Bei dem einen sind es die Atemwege, bei dem Nächsten die Verdauungsorgane, bei einem Dritten auch eventuell die Haut. Somit ist es auch immer ein Signal des Körpers, wenn sich eine Krankheit zeigt. Es sollte dann aber nicht nur bei der Behandlung von Symptomen bleiben, sondern die Ursache aufgespürt werden, die dahintersteht. Wenn diese Menschen dann therapiert werden, wie Vera es mit der Entkopplung tut, dann kann die ganze Krankheit auch vergehen.

Unter einer Entkopplung verstehen wir wie Vera das Aufheben von Stressfaktoren, die dem Teil des Gehirns zugrunde liegen, wo die unbewussten Konflikte und Sorgen gespeichert sind. Es ist ganz gut zu wissen, dass es das limbische System ist, wo die Seele ihre Eindrücke speichert. Dieser Teil des Gehirns ist sehr klein, seine Auswirkung auf den Menschen aber sehr groß.

Alles, was ein Mensch je erlebt hat, ob in diesem Leben oder in vergangenen Leben, ist in diesem Teil gespeichert.

Durch bekannte Testverfahren wie die Kinesiologie oder eine Meridiandiagnostik kann heute festgestellt werden, ob die Seele gestresst ist und damit therapiebedürftig. Nicht immer müssen die gesamten Konflikte für die Entkopplung bewusst gemacht werden durch vorhergehende Therapiegespräche. Oft bleibt in der Praxis nicht genug Zeit für lange Gespräche oder die Patienten würden neben ihrer Behandlung diese psychotherapeutische Aufarbeitung des zurückliegenden Lebens nur schwer verkraften.

So war es auch in der Behandlung von Krebspatienten in einer Klinik, in der Vera gearbeitet hat, zeitlich nur selten zu erreichen, dass ein Vorgespräch über die Situationen von krank machenden Erfahrungen stattfinden konnte. Es war aber für Vera schon dort ein Bedürfnis, diesen Patienten etwas Hilfe für die Seele mit auf den Weg zu geben. Mit Einverständnis vonseiten der Klinikleitung hat sie dann ein „therapeutisches Schnellverfahren“ entwickelt. Es sah ganz einfach so aus, dass sie zunächst kinesiologisch abfragte, ob der Krankheitsentstehung seelische Konflikte zugrunde liegen. Wenn ja, dann hat sie als Nächstes getestet, ob es erlaubt war, diese zu entkoppeln. Diese Frage ist stets in Richtung der höheren Engelinstanzen gestellt, weil die entscheiden können, ob eine solche Therapie von Nutzen ist für den betreffenden Patienten.

Die Antwort durch den Armmuskeltest erlaubte es bei „Ja“ weiterzugehen. Die nächste Testfrage ging an den Patienten, der bewusst und unbewusst einer Entkopplungstherapie zustimmen musste. Auch damit ist erst einmal nicht immer zu rechnen, denn es gibt Fälle, die eben durch große Therapieblockaden nicht lösbar sind. In den meisten Fällen aber sind die Patienten einverstanden und dankbar zustimmend. Dann erst kann der Schritt einer Entkopplung durchgeführt werden.

Es ist vorab dann immer zunächst wichtig, dass der Therapeut sich mit seinen Helfern im Jenseits verbindet. Er bittet um Beistand bei seiner Arbeit zum Wohle des Patienten und aller Personen, die in den Problemkreis mit eingeschlossen sind, wie z. B. Familienangehörige. Die Berührung des Kopfes und die Klopfmethode ist ein sehr intimer Kontakt zum Patienten, in dem sich der Therapeut auf seine mentale Arbeit konzentriert. Ganz gleich, was der Patient spürt oder sieht, es wird damit eine tiefe Entspannung im limbischen System erwirkt.

Nach einer Entkopplung ist es an der Zeit, sich für die Hilfe bei den Engeln zu bedanken. Es wird nochmals die Verbindung durch den Handkontakt auf den Kopf des Patienten genommen, während der Therapeut diesen Dank in Richtung der himmlischen Helfer sendet.

Der Patient spürt oft schon recht bald eine große Erleichterung, denn alle körperlichen Symptome, die durch den seelischen Stress hervorgerufen wurden, können schwinden. Es ist möglich, dass Schmerzen, die lang andauerten, nicht mehr da sind. Manchmal braucht der Körper aber auch noch Zeit zur Gesundung, was von vier bis sechs Wochen andauern kann. Es kommt immer darauf an, wie lange der Konflikt schon auf die Seele einwirkte.

Als Abschluss des gesamten Ablaufs ist es dann für die Patienten immer ganz besonders eindrucksvoll, wenn eine kinesiologische Nachtestung durchgeführt wird. Die Frage, ob die Probleme, die der Erkrankung des Patienten zugrunde lagen, überwunden sind, wird danach immer mit „Ja“ beantwortet.

Für Vera war es oft ein Trost, dass sie so wenigstens etwas mehr als nur diagnostische Verfahren anbieten konnte. Es gibt einige Patienten, die diese Arbeit bewundert haben, die sie auch nicht vergessen haben. Leider weiß Vera nicht, wie sehr es alles geholfen hat. Sie hat durch den Wechsel in die eigene Praxis den Kontakt zu den Klinikpatienten verloren. Wir möchten ihr heute sagen: Es war ein großer Segen für alle Patienten, denen Du diese Hilfe gegeben hast. Viele von ihnen sind noch am Leben, haben die Krankheit überwinden können. In Deiner Praxis nutzt Du diese Methode für viele andere Krankheiten. Wir freuen uns, dass Du Dich so oft an die Kausalität von Gesundheitsstörungen erinnerst. Ja, es ist doch meist die Seele, die zuerst erkrankt, und dann der Körper.

Nun wird sicher mancher Leser fragen: Warum sind so viele Menschen noch krank, wenn es so einfach geht? Genau darum wollen wir Ärzte aus dem Jenseits unsere Gedanken genau darlegen. Hilfe ist einfach zu erreichen, aber es bedarf etwas Einsicht in die strukturellen Zusammenhänge zwischen Körper, Geist und Seele und auch zwischen der materiellen und geistigen Welt. Es gibt keine Trennung zwischen Diesseits und Jenseits. Wir, die verstorbenen Ärzte, sind um Euch Therapeuten, die noch leben, und möchten Euch helfen, die beste Heilung für die Patienten zu finden.

Nicht immer geht es ohne Operation, das wissen alle verantwortungsbewussten Mediziner. Die gesamte Schulmedizin hat ihre Berechtigung, doch sie wäre noch effektiver, wenn auch dort die Unterstützung durch die göttlichen Helfer einbezogen würde.

Schutz der Anwender der neuen Therapie

Eine große Aufgabe ist es für uns, allen Ärzten mit unserem Schutz beizustehen, um die Anfechtungen durch Nichtmediziner abzuwehren. Wir werden darauf achten, dass kein Arzt, der sich zu diesem Inhalt des Buches „Eine neue Wahrheit aus der jenseitigen Welt" stellt, angegriffen wird. Auch Veras Praxis ist unter unseren Schutz gestellt. Weiter ist zu sagen, dass die Angriffe, sollten sie erfolgen, keinen Segen für diejenigen bringen, von denen sie ausgehen. Es gibt den freien Willen, Gutes oder Böses zu tun. Sofern etwas aus Eigennutz oder sonst zum Schaden anderer veranlasst wird, so gibt es dafür einen Ausgleich in der jenseitigen Welt. Nur sehr böse Angriffe auf die Wahrhaftigkeit dieses Werkes werden sich nicht ergeben, weil die Menschen in sich ja wissen, dass es diese jenseitige Welt gibt, denn sie kommen alle aus dieser Welt, in die sie auch wieder hinübergehen nach dem Tod.

Viele Menschen glauben aber nicht an die Existenz der jenseitigen Welt. Es wird ihnen teils sogar durch die Religion nicht gestattet. Die Inkarnationslehre ist aber nicht durch irgendeine Kirche zu brechen. Jesus selbst ist auferstanden, und so wird auch unsere Seele nicht untergehen, wenn wir sterben.

Einige Ärzte haben schon ein Medium gefunden, um aus der jenseitigen Welt zu berichten. Sie haben teils ihre Ansichten überdacht und möchten ihre Erfahrungen an die Lebenden weitergeben. Es ist Dr. Nowotny gelungen, mithilfe des Mediums Grete Schröder vieles richtigzustellen aus seiner heutigen Sichtweise. Er und seine liebe Grete haben ein großes Bedürfnis, alle Freunde zu grüßen. Oft wird sein Werk auf Authentizität hinterfragt. Er ist darüber sehr betroffen. Im weiteren Verlauf dieser Schriften wird er sich noch dazu äußern.

Ganz engagiert ist bei dieser Arbeit der Krebsarzt Dr. Julius Hackethal aus Bernau am Chiemsee. Er wird sich in diesem Werk zu seiner Arbeit in der Sterbehilfe und seiner heutigen Sichtweise äußern. Er hat seine Patienten teils schon wieder getroffen und möchte auch von ihnen schreiben lassen über Vera.

Die vielen Ärzte aus dem Ausland sind hier auch engagiert, weil es ja keine sprachliche jenseitige Einteilung gibt. Die Gedanken über diese Arbeit liegen in allen Teilen der Welt gleichermaßen vor. Im Jenseits können wir auch mit Ärzten aus anderen Ländern gut kommunizieren. Sicher können nicht alle zu Wort kommen, aber sie möchten ausdrücken, dass sie in der Meinung einig sind und auch helfende Engel sein möchten.

Dr. Julius Hackethal

So, jetzt komme ich, Julius Hackethal, zu Dir. Ich danke Dir, Vera, dass ich die Gelegenheit zum Schreiben habe. Es ist für mich neu, jemanden gefunden zu haben, der so etwas kann.“

Wir Ärzte möchten etwas Gutes tun für alle Patienten. Viel Vertrauen haben sie uns geschenkt, als wir noch lebten. Nun ist etwas neu zu vermitteln, was uns noch nicht so vertraut war bei unserer Arbeit. Ich habe viele Patienten gehabt, die sehr krank waren, die sogar im Sterben von mir Unterstützung suchten. Jetzt sind wir hier vereint und möchten diese Dinge mit den aufgestellten Geboten der Achtung der jenseitigen Gesetze neu beschauen. Ich möchte es ganz gern noch erklären, warum ich jetzt manche Entscheidungen revidieren würde. Mit dem Helfen zum Sterben ist es ein Eingriff in die Aufgabenbewältigung eines Menschen. Die Patienten sollten keine Schmerzen haben, aber ein Ende des Lebens muss der Herrgott bestimmen.

Ich bin jetzt ganz traurig, dass ich diese Zusammenhänge nicht eingesehen habe. Ich möchte alle Patienten bitten, bis zum Sterben durchzuhalten. Es gibt durch die Zeit des Abschieds kein Entrinnen. In dieser Zeit gibt es für jeden noch viel zu denken, und das darf nicht abgebrochen werden. Die Ärzte sollen darauf achten, dass keine Schmerzen zur Qual werden. Das ist die Verpflichtung der Medizin. Bitte wendet Euch nicht ab von den Sterbenden, sondern gebt ihnen den liebevollen Beistand dazu. Wir werden auch den Ärzten eine Hilfe durch dieses Werk geben, wie das Sterben erleichtert werden kann durch eine liebevolle Bitte an die Engel des Patienten. Mehr dürfen wir nicht tun.

Bald ist dieses Buch fertig und wir bitten Vera, es der Öffentlichkeit zu übergeben. Alle, die mich kennen, bitte ich darum, Vera als Person zu sehen, die sich für diese Arbeit zur Verfügung stellt, ohne einen Vorteil dadurch zu erstreben. Ich mag sehr, wie sie es in Liebe mit sich geschehen lässt, eine Mitteilung für die Menschen zu empfangen. Wir hoffen sehr, dass es, um die Arbeit auch fortsetzen zu dürfen, nicht zu bösen Angriffen durch die Mitmenschen kommt. Ich weiß es noch genau, als die Presse meine Aussagen nicht verstehen wollte. Ich fühlte mich unverstanden, weil es nicht ganz richtig wiedergegeben wurde, wie ich dachte. Nun ist es Zeit, diese Dinge noch einmal aufzugreifen. Das, was ich den Kranken geben wollte, ist erstmalig durch mich geschehen. Sie sollten würdig sterben und nicht qualvoll. Nun weiß ich aber, dass es auch ohne Qual ein normales Sterben gibt. Es ist genau, wie die verschiedenen Beschreibungen vom Tod es sagen, dass die Seele im rechten Moment den Körper verlässt. So ist es bei jedem. Wir müssen diesen Zeitpunkt nicht erforschen oder beeinflussen mit Medikamenten. Ich hatte einen schönen Tod, den ich auch nicht ändern möchte. Es ist für uns ein großes, würdiges Eingehen in die jenseitige Welt, die ein jeder für sich aushalten wird. Eine Sterbehilfe ist uns auch nicht gestattet, denn wir nehmen zu viel an Problemen auf uns, die noch überwunden werden können im Leben. Bitte nehmt dies mit in die Glaubensgebote auf. Es ist so besser, da wir noch zu jeder Minute im Leben etwas lernen können. Ich sehe nun alles ganz klar, weil ich selbst nun hier bin.

Liebe Vera, ich glaube, es ist gut, eine Pause zu machen.

21. September 2006

Ein großer Rat jenseitiger Ärzte bildet sich

Hier im Jenseits gibt es viel Freude über das Zustandekommen des Rates der jenseitigen Ärzte.

Aus aller Welt kommen die Seelen, um an der Arbeit mitzuwirken. So entsteht hier eine große Energie, die für die Arbeit auf der Erde genutzt werden soll. Die Zahl der daran beteiligten jenseitigen Ärzte ist unzählig groß geworden. Wir sehen daher weiterhin von einer namentlichen Auflistung in diesem medialen Werk ab. Es sind so viele, die alle gleich gewürdigt werden sollen.

Einzelne Namen werden allerdings bekannt wie auch durch die Meldung von Dr. Hackethal, Dr. Nowotny und viele andere, die sich abschnittsweise zu Wort melden. Dem Inhalt stimmen alle im Rat vertretenen Ärzte zu.

Wie die Zusammenarbeit mit den jenseitigen Ärzten entstand

Zunächst möchten wir berichten, wie es zu diesem Buch gekommen ist. Vera hat es verstanden, die Botschaften für das Schreiben von Mitteilungen aus dem Jenseits aufzugreifen. Sie hat viel gelesen und war stets neugierig, mehr darüber zu erfahren. So war es für uns ganz leicht, sie immer bei ihren Arbeiten zu begleiten und ihr weiterzuhelfen, an die richtigen Informationen zu kommen. Als wir sie für unsere Arbeit ausgesucht haben, gab es für sie noch nicht die Möglichkeit zu schreiben. Es gab eine kleine Hilfe durch ein Seminar in Aschau. Danach hat sie es ganz schnell selbst beherrscht.

Während ihres Aufenthaltes im Klinikum Rosenheim wegen der Schilddrüsenoperation hatten wir sie ganz für uns und konnten die Zeit nutzen, weitere Anweisungen zu übermitteln. Sie bekam unter anderem von uns die Hinweise, wie sie mit diesen Botschaften umzugehen habe. Es sollte außer ihrem Mann Theo niemand eingeweiht werden, da es sonst eine ungute Konstellation gegeben hätte. Sie hat uns diese Diskretion fest versprochen, da sie auch weiß, dass dieses Vertrauen sonst gebrochen würde und es für die weitere Arbeit von Schaden wäre. Auch die Freunde und Verwandten von Vera wissen bis zur Veröffentlichung nicht, was sie genau tut. Wir wissen, dass dieses Geheimnis auch nicht leicht zu tragen ist, denn es wird zu Reaktionen kommen, die sie ertragen muss. Wir haben stets einen Schutzengel an ihrer Seite.

Hilfe bei einer kurzen Krise im Krankenhaus

Während der Zeit im Krankenhaus gab es eine kurze Krise, weil sich ein Bluterguss im Operationsgebiet gebildet hatte. Vera hat es den Ärzten berichtet, dass die Beschwerden beim Schlucken und auch gewisse Sensibilitätsstörungen zugenommen hatten. Bevor aber eine Nachoperation vorgenommen wurde, konnten wir mit der jenseitigen Strahlentherapie eingreifen. Der Bluterguss hat sich danach aus dem inneren Teil der Wunde in die Narbengegend verlagert, wo er sich allmählich abbauen konnte. Nach der Hilfe durch unsere Ärzte im Jenseits gab es deutlich eine Blaufärbung zu sehen. Die Schluckbeschwerden waren wieder weg und die nervlichen Störungen gingen merklich zurück. Dies war aber nur möglich, weil sich unsere Patientin uns voll anvertraute und auch an die Hilfe glaubte. Natürlich wird jetzt der Einwand kommen, das hätte sich auch sowieso geregelt. Ja, es ist manchmal auch von selbst gelöst, aber hier konnten wir die schnelle Heilung unterstützen.

Wie schön wäre es, wenn viele Patienten unsere Begleitung annehmen würden und sich die Ängste vor der Behandlung nehmen ließen. Es bedarf nur eines festen Glaubens an die Hilfe durch die Engel und die jenseitigen Ärzte. Für Patienten, die selbst nicht an uns glauben, können Angehörige diese Hilfe erbitten. So geschieht es auch, dass wir aufmerksam werden auf besondere Krisen. Viele Menschen beten für andere. Das stärkt jedes Mal die Betroffenen und trägt zur Heilung bei.

Es ist auch gut, für die lebenden Ärzte und Schwestern zu bitten, dass sie durch die himmlischen Kräfte geführt werden. Solche Ärzte arbeiten viel sicherer als andere.

Zum Glauben an die jenseitige Hilfe

Gut, es ist wieder etwas zusammengetragen von uns, was Du bitte schreiben kannst. Weil es im Leben so schwerfällt, an die jenseitige Hilfe zu glauben, wollen wir jetzt etwas dazu beitragen, dass diese Welt glaubhaft und verständlich wird.

Besonders Menschen mit einem hohen Bildungsniveau wehren sich gegen diesen Glauben an ein Jenseits. Sie meinen, sich lächerlich zu machen, wenn sie diese Existenz des Lebens nach dem Tode eingestehen. Es ist ein großes Hindernis, dass solche Menschen nicht zugänglich sind. Nur wenige lebende Ärzte raten den Patienten, den festen Glauben an göttliche Mächte zu bewahren und darin Halt zu finden. Wir möchten allen Ärzten und Patienten nun mit diesem Werk etwas an die Hand geben, woran sie erkennen können, dass wir existieren und auch miteinander in Kontakt stehen. So werden immer wieder aus der jenseitigen Ärzteschaft Meldungen zu aktuellen Themen abgegeben. Wir hoffen, dass Vera diese weiter empfangen möchte. Ihre Aufgabe ist nicht ganz leicht zu tragen, denn sie liebt auch die Arbeit mit den Patienten sehr.

Zu Erfahrungen mit Jenseitskontakten

Für heute sind wir aufgefordert, zu dem Thema Jenseitskontakte zu reden. Allem Anschein nach herrscht große Verunsicherung über diese Art von Arbeit, da es Menschen gibt, die sehr negative Erfahrungen in Bezug auf mediale Kontakte gemacht haben. Leider sind nicht alle Kontakte von einem guten Niveau, das ist richtig. Zu einem guten Kontakt bedarf es einer guten Vorbereitung, wie sie auch bei Vera stattgefunden hat. Sie ist immer darauf bedacht, gute Wesen um sich zu haben, damit die Meldungen auch einen hohen moralischen Wert haben. Ganz davon abgesehen ist sie durch unsere Wahl auch vor unliebsamen Kontakten geschützt. Etwas Gutes im Kontakt mit dem Jenseits kann aber jeder andere Mensch bekommen, wenn er sich an folgende Regel hält:

Bittet stets Euren Schutzgeist um Beistand, wenn Ihr einen Kontakt herstellen möchtet.

Die Schutzgeister haben ein hohes Niveau und lassen keine unseriösen Geister zu Euch vordringen. Die weniger hoch entwickelten Geistwesen versuchen manchmal etwas dazwischenzufunken, aber es sind dann auch keine Aussagen von ihnen, sondern nur Spaß und Unfug zu erwarten. Ein kluger Mensch kann das wohl unterscheiden und bittet dann den Spottgeist zu gehen. So einfach ist es, mit dieser jenseitigen Welt umzugehen.

Angst und Furcht sind völlig unbegründet. Eine Abwendung und Ablehnung von dieser Welt bedeutet für alle hier, dass sie verzweifelt jemanden suchen, dem sie etwas vermitteln können, aber es gibt so wenige, die es empfangen mögen. Wir möchten erreichen, dass sich noch mehr lebende Menschen für diese Arbeit interessieren und es einmal lernen mögen, damit würdig umzugehen. Wir hoffen, dass dieses Werk eine Öffnung von weiteren Menschen nach sich zieht.

Der Grund für diesen Kontakt ist ein ständiges Lernen für beide Seiten. Entscheidungen werden besser getroffen, wenn sie nicht ohne die Erfahrungen der schon verstorbenen Experten getroffen werden. Ganz froh sind wir, dass der medizinische Rat von so vielen Ärzten im Jenseits entstanden ist. Alle haben etwas zu dieser Arbeit beigetragen. Es soll von dieser Warte nun auch etwas ganz Gutes für die Menschen auf der Erde gesagt werden.

Eine neue Therapie wird konkret angekündigt

Wir haben vor, eine neue Therapie für chronisch Kranke zu übersenden. Zunächst wird Vera mit dieser Therapie einige Patienten behandeln. Diese Patienten gibt es in ihrer Praxis bis jetzt nicht, wir werden sie aber dort hinführen, damit sie begleitend zu ihrer medizinischen Versorgung dort Hilfe bekommen. Vera weiß bis jetzt noch nicht, wie es geht, aber bis dahin werden wir es ihr schon übermittelt haben.

Die ersten Patienten werden behandelt, ohne zu wissen, wie die Therapie von uns unterstützt wird. Ist der Erfolg dann ganz klar, dann bitten wir diese Patienten, dazu etwas zu sagen. Später, bevor wir dieses Werk zum Druck freigeben, wird auch die Therapie beschrieben. Wir möchten viele Ärzte und Heilpraktiker erreichen, damit diese spezielle Therapie bald überall bekannt wird. Es darf keine Geheimnisse geben, wenn es um eine hilfreiche Therapie geht. Niemand darf es als seine eigene Sache benutzen, denn das wäre ein Vergehen gegen die Allgemeinheit. In der Vergangenheit war die Medizin durchseucht von Konkurrenzdenken. Jeder hat geheimnisvoll seine eigene Kunst vollbracht, aber nicht genau über die eigentlichen Erkenntnisse gesprochen. Der Fortschritt endete nur deshalb, weil die materiellen Interessen der wenigen Machthungrigen ein Weiterkommen verhindert haben.

Gerade in der Krebstherapie wurde mit den kostspieligen Therapien viel Unglück bereitet. Genauer gesagt ist es eine Plage, die kranke Menschen durchstehen, wenn ihnen diese Mittel, ohne andere Wege zu suchen, weiter verabreicht werden. Bitte lasst uns auch den vielen Krebspatienten eine Alternative anbieten, damit so viel Unheil abgewendet werden kann. Viele von uns Ärzten hier in der jenseitigen Welt haben diese Therapieformen auch hingenommen, ohne zu wissen, was es noch an besseren Hilfen gibt. Nun ist es an der Zeit, etwas zu ändern.

Einige aufgeschlossene Therapeuten wissen längst, dass die Konflikte, die ein Mensch in einem früheren oder im jetzigen Leben erleben muss, die Krankheiten hervorrufen. Es ist irgendwann eine Belastungsgrenze überschritten, die es abzubauen gilt. Genau wie die toxische Belastung einmal so groß werden kann, dass ein Mensch sehr krank wird, so geht es mit den Problemen auch. Die vielen Faktoren in der Gesellschaft, im Beruf, in der Familie tragen dazu bei. Es ist in der heutigen Zeit einfach eine sehr hohe Reizüberflutung gegeben. Diese ist aber nun mal nicht einfach wegzuwischen. Es ist nun mal ein Leben im 21. Jahrhundert nicht ohne diese Einflüsse denkbar. Es lassen sich aber wieder subjektiv messbare Besserungen erzielen, wenn die alten gespeicherten Stressfaktoren abgebaut werden. Wie schon am Anfang erklärt, liegen diese Stressfaktoren in den gespeicherten Eindrücken im limbischen System des Gehirns fest. Es ist möglich, diese Faktoren wieder zu eliminieren durch eine ganz schnelle Soforttherapie bei den chronisch Kranken. Somit geht es ihnen schon bald besser und die Heilung tritt ein. Sobald Traumata entkoppelt wurden, werden die Stimulatoren frei für neue Wahrnehmungen, die Speicherplätze sind dann wieder frei.

Zum Vorgang des Sterbens

Wir sollten nun auf den wichtigsten Punkt zu sprechen kommen, dass es beim Sterben einen Moment gibt, in dem die Seele den Körper verlässt. Dieser Moment ist nur allein durch Gott zu bestimmen. Weder die lebenden noch die jenseitigen Ärzte dürfen ihn festlegen oder beeinflussen. Das ist gegen die Vorhersehung für einen Menschen. Gerade finden große Versammlungen statt, die über die Möglichkeiten und Grenzen der Sterbehilfe debattieren. Wir möchten hier unsere Erfahrung einfließen lassen, denken aber, dass es unter Umständen nicht von allen Seiten angenommen wird.

Ein Sterbender bemerkt oftmals nicht, dass er den Moment des Austritts seiner Seele aus dem Körper schon hinter sich hat. Er sucht die Verständigung mit den Lebenden, aber er wird nicht verstanden. Sein Körper liegt regungslos in der ersten Todesstarre, die Lebenskraft ist entschwunden. Die Seele jedoch bleibt erhalten und weiß so schnell nicht damit umzugehen. Es ist sehr hilfreich für den gerade Verstorbenen, wenn man mit ihm redet, die neue Situation erklärt, damit er nicht lange irrend nach Kontakt sucht. Man kann ihm liebevoll sagen, dass es Zeit ist, in das jenseitige Reich zu gehen. Dort warten liebe, ihm vertraute bereits Verstorbene auf ihn, um ihn im Empfang zu nehmen und zu begleiten. Es ist richtig, wie viele schon berichtet haben, dass es ein großes helles Licht gibt, auf das man zustreben sollte. Jedem steht ein Platz zu in diesem Licht. Manche Menschen haben große Angst im Tod vor diesem Licht, da sie nicht wissen, was passieren wird, wenn sie sich dem zuwenden. So geschieht es sehr oft, dass die Seele in dem Raum davor stecken bleibt und viele Jahre nicht weiterkommt. Sie ist dort ganz ohne Zugehörigkeit, weder zu der einen noch zu der anderen Welt. Erst durch den Tod anderer Familienangehöriger wird später dieser Raum durchschritten in die jenseitige Welt. Solch eine lange Zeit in der Verlorenheit ist aber nicht nötig, denn es hat jeder die Möglichkeit, ins Licht zu gehen. Wir müssen darüber aufklären, dass niemand Angst vor dem jenseitigen Licht zu haben braucht. Niemand hat das Recht, Menschen vor dem Tod zu ängstigen. Eine Art Hölle oder Fegefeuer gibt es nicht. Das ist eine glatte Erfindung der Religionen, um die Gläubigen zu Gehorsam zu bewegen. Diese religiöse Fantasie hat aber zu den großen Ängsten vor der Todeszeit geführt.

Gegangene Ärzte der Krebshilfe

Soeben melden sich Ärzte der Krebshilfe zu Wort: „Liebe Vera, wir freuen uns sehr über unseren Kontakt. Lass uns bitte weiter über unser Anliegen schreiben. Uns bewegt ganz besonders, dass es so viele krebskranke Menschen gibt, die dringend Trost brauchen. Es ist keine leichte Aufgabe für Dich, ihnen unsere Gedanken zu vermitteln. Wir meinen aber, dass diese schriftlichen Beweise viele berühren werden. Gib ihnen Hoffnung und Zuversicht, dass es auch durch die Ärzte im Jenseits einen Beitrag zu ihrer Heilung geben soll. Wir würden uns freuen, wenn auch die Stiftung der Krebshilfe davon Gebrauch machen würde. Wir werden das Projekt auch von hier weiter pflegen. Die Verantwortlichen in allen Organisationen der Krebshilfe möchten wir bitten, dieses Werk mitzutragen. Vergesst uns nicht, denn wir haben Euch auch nicht vergessen."

„Ja, nachdem wir bei Vera diese Ergriffenheit sehen, hoffen wir auch, die Menschen anzusprechen, die uns kannten. Es war bisher noch nicht möglich, solche Botschaften zu Euch zu bringen. Darum behandelt sie bitte nicht abweisend, sondern mit Achtung. In den nächsten Teilen des Buches werden wir uns zu Wort melden. Nun geben wir zurück an die Organisatoren."

Vera: „Danke, liebe Ärzte der Krebshilfe!"

Ein jenseitiger Arzt aus Amerika

Nun folgt noch ein Wort von einem jenseitigen Arzt aus Amerika.

„Gut, dass es diese neue Möglichkeit gibt, einen Gruß an alle Freunde und die vielen Patienten zu richten. Ich möchte ganz besonders auf die Ausführungen von einem Arzt der Naturheilkunde hinweisen. Es sind die Schriften von Anselm Grün. Es wird dort viel über die Gesundheit und ein normales Sterben gesprochen. Es ist ein guter Ratgeber für alle Menschen, die mehr darüber wissen möchten. In der Zeit meines Todes konnte ich davon profitieren, da ich darin noch gelesen habe. Damit möchte ich alle diejenigen bedenken, die sich um dieses Thema bemühen. Es wird noch etwas später von mir zu lesen sein."

Cristina: „Lassen wir es mal dabei, für heute war es genug, Vera. Ganz liebe Grüße an Theo von Dr. Schulte und mir."

22. September 2006

Vera: „Ihr lieben Ärzte im Jenseits, ich hätte jetzt Zeit zum Schreiben. Können wir etwas tun?"

Cristina: „Lass uns mal noch etwas Zeit, denn wir möchten, dass Du zunächst etwas auf Dich achtest. Du sollst noch Mittagschlaf machen, denn es wird ganz viel zu schreiben sein."

Vera: „Gut. Ich freue mich darauf!"

Cristina: „Ja, es freuen sich alle hier."

22. September 2006 – 16:00 Uhr

Vera: „Ist es jetzt passend?"

Cristina: „Ja, es ist sehr schön, dass Du uns nun wieder Zeit schenkst."

Zeit zum Gespräch mit Patienten

Im Folgenden möchten wir auf die Arbeit am Patienten eingehen. In so vielen Praxen gibt es zu wenig Zeit für den einzelnen Patienten. Es ist somit nicht möglich, die Zusammenhänge zwischen Seele und Gesundheit bzw. Krankheit richtig zu erfassen. Nur wenige Patienten haben die Gelegenheit, über die Sorgen und Nöte zu reden. Ein Arzt sollte daher versuchen, jeden Patienten einmal zu einem näheren Gespräch einzuladen. Dies sollte insbesondere bei den chronisch kranken Patienten geschehen. Ganz wichtig ist es, in einem solchen Gespräch die besonderen Ereignisse der Kindheit abzufragen. Die Zeit zwischen der Zeugung und dem etwa zehnten Lebensjahr ist sehr wichtig. Eine Seele nimmt in dieser Zeit großen Anteil an allem, was um sie herum geschieht. Sollte es zu Vorfällen gekommen sein, die als Traumata anzusehen sind, müssen diese besondere Beachtung finden. Bei der später von uns erläuterten Therapie dieser Traumata ist es wichtig, diese Eindrücke der Seele ganz liebevoll mental einzubeziehen, sonst ist die Therapie nur eine unvollkommene. Alle später dazugekommenen Ereignisse des Lebens eines Menschen sind auch von Wichtigkeit, aber nicht so sehr wie die der frühen Jugend.

Was Kinder brauchen

Eine besondere Aufgabe haben die Eltern, ihren Kindern eine friedvolle, schöne Kindheit zu schenken. Nichts ist so wichtig wie ein harmonisches Familienleben. Viele Eltern möchten ihren Kindern zu viele moderne Artikel des Konsums zu Verfügung stellen. Dies ist aber nicht das für das Herz und für die Seele Entscheidende. Die Kinder brauchen mehr Zeit ihrer Eltern. Leider sind die Mütter oft berufstätig, was sich nicht immer vermeiden lässt. Die noch verbleibende Zeit ist so wertvoll, dass die Eltern diese gut planen und immer mit den Kindern verbringen sollten. Wir sehen den Konflikt in solchen Situationen genau. Sobald die Eltern damit verantwortungsvoll umgehen, werden auch sie die Erfolge an ihren Kindern spüren. Einzigartigkeit eines Kindes entsteht immer durch viel Zuwendung. Lernstörungen sind oftmals auch eine Folge von Liebesmangel. Ganz besonders prägend sind Zeiten der Trennung von den Kindern. Lassen Eltern ihre Kinder im Urlaub nicht mitreisen, so fühlen sie sich überflüssig und wertlos. Es muss nicht immer für die gesamte Familie einmal im Jahr eine Reise angetreten werden. Wichtig ist für die Seele des Kindes die gemeinsame Zeit.

Liebe Eltern, nehmt Euch diesen Rat bitte zu Herzen. Die Kinder danken es Euch, durch ihre Liebe kommt viel zurück. Sobald die Schulzeit beginnt, kommen noch die Eindrücke in der Schule dazu. Auch die Lehrer sollten jedes Kind besonders beachten. Sie können viel beobachten, ob ein Kind ausgeglichen ist oder ob es Auffälligkeiten zeigt. Jedes Kind, das besonders auffällige Verhaltensmuster an den Tag legt, sollte therapeutisch betreut werden. Die Schulen sollten die Eltern bitten, Rat einzuholen. Dies geschieht schon in vielen Fällen, aber nicht immer, wenn die Kinder von Not und Kränkungen getroffen sind. Sicher lässt sich in der Zusammenarbeit zwischen Schule und Eltern noch etwas mehr liebevolle Anteilnahme aufnehmen.

Den Eltern kann eine Möglichkeit zur Therapie eine große Belastung abbauen helfen. Je früher die Kinder von gespeicherten traumatischen Ereignissen entlastet werden, desto eher sind sie in der Gemeinschaft der Klasse integrierbar und integrieren sich.

Vera hat seit einigen Monaten eine Möglichkeit entdeckt, die Kinder mit der sehr effektiven kinesiologischen Testung auf die Ursachen von Lernstörungen hin zu testen. Manche sind durch eine toxische Belastung, andere durch mehr psychische Belastungen hervorgerufen. Es ist möglich, für jede besondere Überlastung eine Therapie anzubieten.

Schon viele Kinder gab es, die inzwischen gut lesen, schreiben und rechnen können, weil ihnen diese therapeutische Hilfe gegeben wurde. Jeder Seite ist damit geholfen, den Kindern, den Eltern und den Lehrern. In der Praxis gab es besonders eindrucksvolle Fälle, in denen z. B. eine Entkopplung von gewissen Ängsten zu einer Verbesserung der visuellen Wahrnehmung eines Kindes führte. Eine liebe Optikerin, mit der Vera gern zusammenarbeitet, hat erkannt, dass nicht immer eine Brille die Lösung für Sehstörungen bieten kann. Oft sind es eben die seelischen Belastungen, die die Blockade zwischen Sinnesorganen und Gehirnarealen hervorgerufen haben. Es war für die Optikerin wie auch für Vera ganz erstaunlich, dass schon eine einzige therapeutische Intervention die Augen messbar verbesserte. In solchen Fällen fiel eine Verordnung von Brillengläsern weg.

Eine andere Kollegin von Vera ist Osteopathin. Sie hat u. a.

beobachtet, dass ihre kleinen Patienten oft unter toxischen Belastungen leiden, die durch eine spezielle Ausleitungstherapie abgebaut werden sollten. Einige Kinder sind schon nach kurzer Zeit mit der Ausleitung von z. B. Schwermetallen fertig. Danach zeigt sich ebenfalls eine bessere Lernfähigkeit. Es ist eigentlich logisch, da sich ja – wie die Naturheilkunde und die Schulmedizin weiß – Schwermetalle im Nervensystem ablagern und demnach auch im Gehirn die Weiterleitung von Reizen blockiert werden kann. Auch hier bringt eine relativ kurze Therapie große Effekte. Wir Ärzte hier im Jenseits möchten noch mehr Ärzte und Therapeuten bitten, diese Dinge auch zu beachten, wenn ihnen Kinder mit Lernstörungen vorgestellt werden.

Beobachtungen durch Dunkelfeld-Blutdiagnostik

Es soll nun etwas zu den auch von Vera gemachten Beobachtungen bei der Dunkelfeld-Blutdiagnostik aufgezeigt werden: Die Experten dieser Diagnose sehen als Hintergrund der diversen Störungen des Blutes im Dunkelfeld, der Entwicklung von pathogenen Strukturen wie Pilzen und Bakterien, eine Störung des Säure-Basen-Haushaltes. Diese Störung in Richtung Übersäuerung des Gewebes wird oftmals auf Ernährungsfehler zurückgeführt. In vielen Fällen ist die Ernährung auch mit zu vielen tierischen Eiweißen angereichert, sodass diese Kausalität zutrifft. Es gab Vera aber zu denken, als sie von verschiedenen Patienten erzählt bekam, dass sie eine ausgesprochen gesunde, basische Ernährung bevorzugen, Schwermetallbelastungen schon ausgeleitet waren, aber dennoch alle Anzeichen von Übersäuerung zu sehen waren. In diesen Fällen ist es dann ganz deutlich, dass auch Stress zu Säurebildung im Organismus führt.

Um diese Frage genau zu beantworten, fand Vera eine Möglichkeit. Wenn Stress bei einem Patienten die einzige Belastung für seine Gesundheit war, dann musste eine Entkopplung der Probleme helfen. Öfter hat sie die Testung des Blutes direkt nach einer Stressentkopplung wiederholt. Das Ergebnis war für den jeweiligen Patienten und für Vera sehr beeindruckend. Die roten Blutkörperchen hatten sich in den wenigen Minuten voneinander gelöst und konnten im Serum fließen. Diese Beobachtung führt zu dem Schluss: Seelische Blockaden oder Überlastungen verhindern eine optimale Fließeigenschaft des Blutes. Die Blutviskosität hängt somit auch vom Stresspegel ab.

Da das Blut das wichtigste (flüssige) Gewebe des Menschen

ist, womit alles andere mit Sauerstoff und Nährstoffen versorgt wird, kann man sich die Bedeutung vorstellen. Jede Ernährungsumstellung ist ohne Auswirkung auf die Heilung, wenn die Blockaden der Seele nicht abgebaut wurden.

Die psychischen Krankheiten im Leben eines Menschen stehen an erster Stelle. Die Schwächung der Organe oder der Meridiane ist die Folge der geistigen und seelischen Belastungen. Wichtige Organe für alle Enttäuschungen sind zum Beispiel die Leber und die Galle. Dort erfährt der Mensch die Störungen durch angestaute Sorgen und Probleme am ehesten. Viele Operationen dieser Organe könnten vermieden werden, wenn rechtzeitig Sorgen und Nöte abgebaut würden.

Bitte sorgt für die betreffenden Patienten für eine begleitende Psychotherapie. Werden nur die Operationen durchgeführt, ohne Behandlung der Seele, so gibt es bald wieder einen neuen Stau im Organismus. Dies ist nicht nötig. Wir denken, dass den Ärzten bald auch die Möglichkeit gegeben ist, zum Beispiel für Leber/Galle-Patienten die besondere neue Therapieform anzuwenden. Wir danken allen lebenden Ärzten, die an dieser Arbeit im Sinne der Heilung mitarbeiten. Vielen Dank.

Cristina: „So, wir denken, liebe Vera, dass es für heute genug ist."

Vera: „Ich danke Euch herzlich für die Zustimmung zu meinen Therapien. Ich bin ganz erstaunt, dass Ihr viele Einzelheiten beobachtet habt!"

Cristina: „Ja, sie sind sehr individuell, Deine Therapien. Wir werden sie mit der neuen Therapie noch verstärken."

Vera: „Ich freue mich darauf!"

23. September 2006

Vera: „Hallo, ich möchte so gern noch schreiben, ist das O. K.?"

Cristina: „Ja, Vera, wir sind bereit."

Liebe Vera, es ist gut zu sehen, dass Du schon so unternehmungslustig heute warst. Die Heilung Deiner Operation ging ja ganz rasch. Sicher ist das nicht bei allen Patienten so. In Deinem Fall helfen wir ganz viel, weil wir Dich dringend brauchen. Alle Ärzte warten jetzt, um Folgendes noch für den allgemeinen Teil anzusagen:

Zum Thema Krebsvorsorge

In naher Zukunft soll es wieder eine Konferenz zu dem Thema Krebsvorsorge geben. Diese Vorsorge ist sehr kostspielig. Man kann auch die Gesundheit im Voraus stärken, indem man ab und zu den Stress abbauen lässt. Dazu bedarf es nicht der teuren Untersuchungen, wie sie bisher angeboten werden. Wenige Menschen haben Kenntnis von der Kausalität von Erkrankungen. Man betrachtet es oft als Schicksalsschlag, den es auszuhalten gilt. Sicher sind die diversen Traumata als Schicksal zu bezeichnen, aber die Krankheit resultiert hieraus. Wir brauchen viele verständige Ärzte, die als Prophylaxe für die Patienten Gespräche mit der von uns so genannten Entkopplung anbieten. So ist es eine individuelle Betreuung für die einzelnen Patienten. Spüren sie die Erleichterung, so können sich – wie schon beschrieben – das Blut und auch die anderen Gewebe regenerieren, das Immunsystem ist offenbar gestärkt. Man wird dies schon an der verminderten Infektionsanfälligkeit der behandelten Personen bemerken.

Reaktionen der Öffentlichkeit

Wir wissen, dass es eine kleine Revolution bedeutet, diese Mitteilungen der Öffentlichkeit nahezubringen. Wir haben aber von Vera das Versprechen, dass sie es für uns tun wird. Wir sind sicher, dass alle, die von diesen Methoden so bald wie möglich Gebrauch machen, ob Therapeuten oder Patienten, in großen Maße davon profitieren.

Ärzte, die diese Therapien anbieten, werden sich in Zukunft kaum noch vor Zuspruch retten können. Patienten werden diesen Ärzten treu und dankbar sein. Somit ist es ein großer Beitrag für eine größere Volksgesundheit und mehr Glück des Einzelnen im Leben. Auch die geistige Entwicklung der Seelen wird damit sehr gefördert. Die Behandlung von Kindern kann damit in jedem Falle einbezogen werden. Eine Frage an die Kinder, ob sie etwa ein Trauma aus einem früheren Leben mitgebracht haben, stellt keine Überforderung dar. Kinder sind oft offener als ihre Eltern.

Therapeuten sollten also vor diesen Aufgaben nicht zurückschrecken aus Sorge, ein Kind oder dessen Eltern mit etwas weiter gehenden Fragen zu brüskieren. Auch Vera hatte ab und zu Bedenken, wenn sie derartige Fragen stellte. Es hat sich am Ende aber für Eltern und Kind als wohltuende Klärung herausgestellt.

In vielen Fällen sind die Probleme nicht erklärbar, weil die Ursachen der Krankheiten oder auch leichteren Störungen bereits im Unterbewusstsein abgespeichert wurden. Was dort vergraben wurde, ist nicht erinnerbar. Man kann es aber noch durch die kinesiologische Testung abfragen. Zum Erstaunen der

Patienten gibt es da manchmal viel hochzuholen. Das Abfragen ist aber keine große Anstrengung für den Patienten. Im Vergleich zu klassischen Psychotherapiesitzungen, in denen oft ein Patient in die alten leidvollen Geschichten hineingehen muss, ist es nicht nötig, Einzelheiten zu wissen. Es reicht völlig aus, ob ein Trauma, welches im Unterbewusstsein abgespeichert ist, vorliegt. Wenn ja, kann die Entkopplung schon diesen Dauerstress lösen.

An alle lebenden Ärzte geht unsere Bitte:

Seht es Euch an, wie einfach und schnell Heilung angeregt werden kann.

Ist nur ein Teil aller Traumata erfasst, dann kommt der Patient von selbst wieder und lässt noch einmal nachtesten, ob es noch etwas zu lösen gibt. Manche Patienten brauchen auch von Zeit zu Zeit wieder die Bestätigung, dass sie frei sind von Blockaden, denn sie sind oftmals auch noch verwundert, dass es so bald schon eine Befreiung von den tiefen Belastungen geben kann. Der Glaube an Wunder ist sehr schwach geworden, darum zweifeln so viele Menschen an solchen Möglichkeiten der Gesundung. Auch wir hätten zu Lebzeiten das noch nicht annehmen können, aber nun haben wir eine neue Perspektive dieser Dinge.

Wir werden auch weiter in den Praxen hospitieren, wenn wir dürfen, um weitere Impulse geben zu können. Ist ein Arzt offen für die Zusammenarbeit mit uns jenseitigen Ärzten, so kann er uns um Hilfe bitten. Wir geben den gewünschten Hinweis, wie ein Problem lösbar ist.

In der Arbeit fällt das nicht auf, denn wir sind nicht sichtbar. Unsere Gedanken können aber eingehen in die Gedanken des Therapeuten. Dem fällt dann im richtigen Moment etwas Gutes ein, eine gute Frage, ein gutes Mittel, ein wertvoller Therapieschritt. Nutzt doch unsere Hilfe, wann immer es sein darf. Es ist gut zu wissen, dass immer mehr Bücher zu verschiedenen medialen Themen auf dem Markt sind.

Diese Schriften werden jedem noch zweifelnden Menschen die Zweifel an der Existenz dieser jenseitigen Welt nehmen.

Es ist auch wichtig, in die Seele unseres Mediums Vera hineinzuschauen. Jeder andere stelle sich einmal vor, wie es sich anfühlt, diese von uns gestellte Aufgabe anzunehmen und dann auch noch selbst als eine Therapeutin vorgestellt zu werden, die schon vieles nach unserem Wunsch an den Patienten umsetzt. Vera fällt dies nicht leicht, sie möchte schon manchmal fragen: „Oh, kann man so etwas der Öffentlichkeit sagen?“ Aber dagegen steht das große Versprechen, das sie uns, den Ärzten im Jenseits, helfen will. Jeder mag den Konflikt sehen, in dem sie steht. Täglich fragt sie sich: Was werden die Menschen von solch einer Information halten?

Während wir ihr diese Zeilen schreiben, da fühlt sie sich endlich richtig verstanden. Nun geht es vielleicht etwas leichter für sie weiter.

Vera: „Danke für dieses Verständnis. Ihr habt so recht mit der Einschätzung meiner Person.“

Cristina: „So, liebe Vera, das war sehr wichtig, diese Gedanken auch mit darzulegen. Wir verstehen Deine Sorge sehr gut. Aber wir stehen alle hinter Dir.

Ich meine, für heute war es gut so. Gute Nacht. Grüß Theo von mir.“

Vera: „Danke an die lieben jenseitigen Ärzte! Gute Nacht!“

24. September 2006

In Aschau gibt es Bezug zu dem Arzt Dr. Hackethal

Ja, es ist fein, dass Du ausgeruht bist und bei dem herrlichen Wetter auch draußen auf der schönen Terrasse sitzen kannst. Wir hören auch die Glocken der Kühe auf der Weide nebenan. Eure Wohnung ist wunderschön gelegen mit dem Blick auf die Kampenwand und das romantische Schloss Hohenaschau.

Liebe Vera, wir haben das alles für Dich so ausgesucht, weil es ein besonderer Ort ist. Zum einen sollst Du es gut haben, zum anderen ist es ein Ort, an dem viele Menschen Erholung suchen. Es freut uns, dass Du Dich wohlfühlst und es genießen kannst.

Auch Dr. Hackethal hatte diesen Platz für seine damals geplante Klinik gewählt, wie sich noch viele Aschauer erinnern können. Leider konnte er das Projekt dort nicht zum Abschluss bringen. Es hat ihn besonders gefreut, als Du dieses erfahren hattest und danach noch viel an ihn denken musstest. Es ist richtig, es war eigentlich jedes Mal, wenn Du an einen Punkt gekommen warst, wo Deine Gedanken zu den Engeln ins Jenseits abschweiften. Immer dann hast Du Dich an die Beschreibungen vom Tod erinnert und an die Erklärungen, wie es mit der Seele weitergeht. Es lag auf der Hand, dass Du Dich fragtest, wie würde Dr. Hackethal heute seine Arbeit sehen, wenn er auch diese Schriften wie Du gelesen hätte. Das war genau der Moment, in dem sich seine Seele von Dir angesprochen fühlte. Er hatte inzwischen im Jenseits seine Auffassungen überdacht und war zu anderen Erkenntnissen gekommen als zu Lebzeiten. So ein geachteter Mann machte sich nun sehr viele Sorgen, wie er das Gesagte wieder revidieren könnte. Er hat im Rat der Ärzte Gehör gefunden, und daher haben wir ihm als Erstem erlaubt, seine heutige Meinung zu Dir zu senden.

Nachdem Du vorher nur mit Deinem Schutzengel Kontakt hattest, war es für Dich eine große Aufregung, von diesem bekannten Arzt zu schreiben. Er ist sehr dankbar und möchte hier nochmals zum Ausdruck bringen, wie sehr ihm an der Klarstellung durch dieses Buch liegt. Bitte wirf alle Deine Zweifel fort und habe Mut, weiter an die Veröffentlichungen zu glauben. Niemand wird Dich dafür verurteilen, gebildete Menschen greifen Dich nicht an.

Gerade sind wir mit Dir vereint auf Deiner Terrasse, wo Du bei Sonnenschein für die Schreibarbeit bereit bist. Wir wirken in der Sonne und bei Kerzenschein gern, denn die Energie wird durch Licht erhöht.

Die vorbeigehenden Spaziergänger sind ganz still. Sie spüren, dass Du etwas Besonderes tust.

Zu Ehen und Trennungen

Für heute haben wir noch einen neuen Abschnitt vorbereitet, den Du noch schreiben solltest.

Es ist ein Anliegen der Ärzte, auf diesem Wege auf die Konflikte in den Ehen einzugehen. Die Gesellschaft hat die Form der Ehegemeinschaft rechtlich unter Schutz gestellt. Die Kirche ebenso. Während die Gesellschaft auch eine Trennung akzeptiert, will die Kirche das nicht mittragen. Viele Menschen leiden unter diesem Urteil der ihnen vertrauten Glaubensgemeinschaft und fühlen sich ausgeschlossen. Auch Vera hat so etwas erlebt. Sie hat sich von Mitmenschen nach einer Trennung nicht gut angesehen gefühlt, denn es gab einige, die sie danach nicht mehr grüßten. Das tut weh, wenn man den Bekannten wie immer freundlich begegnet. In dieser Anschauung ist die Gesellschaft sehr gespalten.

Schon einige Jahre nach der Trennung von ihrem Mann fand Vera Trost in einer medial empfangenen Engelbotschaft. Dort wurde darauf hingewiesen, dass die Trennung manchmal nicht zu umgehen ist, um seinen eigenen Weg überhaupt weitergehen zu können. Ein Weg kann manchmal in einer Sackgasse enden, aus der man wieder zurückgehen darf. Auch der Himmel sieht das so. Eine Trennung, die nach reiflicher Überlegung nicht anders abzuwenden ist, sollte dann besprochen und würdig vollzogen werden. Hier zählen der ehrliche Umgang und das faire Sicheingestehen gegenüber dem Ehepartner mehr als ein krampfhaftes Festhalten an einer Ehe, in der die Entwicklung des Partners, ob männlich oder weiblich, durch gewisse Schranken nicht weiter möglich ist. Ideal wäre es, wenn nach einer Trennung auch noch ein freundschaftlicher Kontakt und Austausch möglich wäre, denn das trägt zur Überwindung des Trennungsschmerzes und zur Heilung der Seele bei.

Leider sieht es bei vielen Trennungen auf der Welt so aus, als ob die beiden nun nach Gründen suchen, um dem anderen zu allem die Verantwortung für die Enttäuschungen zu geben. Das hinterlässt wieder Narben auf den Seelen. Die Narben der Eltern wirken sich aus auf die Seelen der Kinder. All dieses sollte überdacht werden, denn eine faire Trennung und der würdige Umgang danach sind immer die bessere Wahl, weil sie die Gesundheit des einzelnen Partners pflegen.

Ist eine Auseinandersetzung erfolgt, die unfein abgelaufen ist, so denkt daran, sie ist als Trauma der Seele anzusehen, die der Aufhebung durch die neue Entkopplungstherapie bedarf. Ein seelisches Gleichgewicht ist erste Voraussetzung, um allen neuen Anforderungen beim Organisieren des neuen Lebens standhalten zu können.

Ausdrücklich ist noch einmal zu sagen, ein Mensch, der getrennt ist vom Ehepartner, wird aus der Sicht der Engel nicht beurteilt wegen der Trennung, sondern wegen der Art und Weise des Umgangs mit dem Partner oder den Kindern.

Menschen, die in solch unglücklichen Zeiten leben, brauchen therapeutischen Beistand. Der Therapeut sollte neutral sein und somit zu friedlichen Auseinandersetzungen raten. Auch der Ehepartner, der außerhalb seiner Praxis bleibt, ist ein Mensch, für den der Therapeut Verantwortung trägt. Darum darf er nicht zu grobem, rücksichtslosem Vorgehen raten. Sollten Narben aus einer Trennung resultieren, achtet bitte auf die Entstörung, d. h. die Entkopplung.

Liebe Vera, es war gut so.

25. September 2006

Vera: „Hallo, liebe jenseitige Ärzte, hallo, Dr. Schulte und Cristina, ich bin ausgeruht und könnte noch etwas schreiben, wenn es Euch gefällt."

So ist es sehr passend, denn wir haben gerade den nächsten Abschnitt fertig. Wir möchten heute auf folgende Problematik eingehen:

Die Unzufriedenheit der lebenden Ärzte mit dem Gesundheitssystem

Leider gibt es noch viele Patienten, die eine reine Reparaturmedizin für sich in Anspruch nehmen. Sie denken, wenn etwas mit dem Körper nicht in Ordnung ist, wird es die Medizin schon in Ordnung bringen. Sie überlassen es ihren Ärzten, die volle Verantwortung für ihr Befinden zu übernehmen. Wenn die Patienten die ersten Kapitel dieses Werkes aufmerksam studiert haben, so ist es ihnen spätestens danach klarer geworden, dass nicht der Arzt allein die gesamte Problematik erfassen kann. Jeder muss mitarbeiten an seiner Gesundwerdung bzw. Gesunderhaltung. Dieses Umdenken ist dringend erforderlich. Es gibt bis jetzt zu wenige Bürger, bezogen auf die gesamte Gesellschaft, die dieses verstanden haben. Sobald die Kausalitätskette von den erlebten Traumata bis zur Krankheitsentstehung jedem klar geworden ist, gibt es wohl kaum noch den Wunsch, dass der Arzt allein dies umkehren sollte. Der Patient ist aufgefordert, wie auch der Arzt, über die Entstehung der Krankheit und die möglichen Ursachen nachzudenken. Ein mündiger Patient kann seinem Arzt die Stationen seines Lebens aufzeigen, wo es zu großem Stress gekommen ist, der sich möglicherweise als Trauma im Gedächtnisbereich seines Gehirns, dem limbischen System, abgespeichert haben könnte. Der Arzt darf auf keinen Fall so etwas belächeln und abwehren mit dem Kommentar: „Das liegt ja schon lange zurück."

Es spielt, wie schon gesagt, nicht die Zeit zwischen dem Erlebten und dem Entstehen der Krankheit eine Rolle. Viele Patienten haben ein Trauma lange Zeit noch unverarbeitet kompensieren können. Eventuell hinzugekommene weitere Eindrücke im Gemüt haben aber die Kompensationsschwelle überschreiten lassen.

Man kann das bildlich sehr schön als Becher der Gesundheit beschreiben, in dem die Belastungen bisher noch Platz hatten. Es ist immer die Belastung, die zuletzt hinzukam, die den Becher zum Überlaufen brachte. Alle darunter liegenden sind aber genauso mitverantwortlich für das Überlaufen des Gefäßes.

Möchten wir bei unserem Bild bleiben, so raten wir: „Sorgt immer wieder für den Abbau der Belastungen, für einen Becher also, in dem jederzeit noch etwas aufgenommen werden kann. Die Ereignisse lassen sich nicht vorhersagen, sie kommen plötzlich, wie Trauerfälle, Unfälle, Veränderungen im Arbeitsleben usw. Um all diesen Anforderungen gewachsen zu sein, ist die Erhaltung der psychischen Gesundheit besonders zu beachten.

Eine ideale Therapie erfasst sämtliche angelaufenen Belastungen bzw. Traumata, dann ist der Becher der Gesundheit völlig leer und der Patient wird auch frei von allen pathologischen Verhaltensmustern, die in der frühen Jugend begründet sind.

Nicht immer zeigt sich die Überlastung, d. h. das Überlaufen des Gesundheitsbechers, durch eine tödliche Krankheit. Viele lang andauernden Krankheiten oder Schmerzzustände sind genauso ein Indikator dafür, dass die Grenzen der Beanspruchung erreicht sind. So sind insbesondere chronische Schmerzzustände im Bewegungsapparat, also in Gelenken, Muskeln sowie dem dazu gehörigen Nervenapparat, Hautleiden, die nur kurzfristig in den Griff zu bekommen sind und immer mal wieder schlimmer werden, seelische Erkrankungen wie Depressionen und die vielen Erkrankungen, die Ausdruck von Erschöpfung darstellen, aufzuführen. Auch ein Verdauungstrakt kann betroffen sein. „Ich kann etwas nicht verdauen", „Etwas schlägt mir auf den Magen" sind Redewendungen dafür, dass sich ein seelisches Problem dort manifestiert hat.

Der Arzt sollte bei jedem Fall die ganz einfache differenzierende Fragestellung testen: Ist die Krankheit .... durch psychische Belastungen entstanden? Wird diese Frage bejaht, dann wird jedes Kurieren der Symptome auf längere Sicht erfolglos bleiben. Die vielen Psychopharmaka sind ebenso nur ein Überbrückungsmittel. Die Probleme lösen sie nicht.

Auch ein in der Schulmedizin anerkannter Arzt sollte seine Methode ergänzen um diese Testung. Er fällt nicht ins Schamanentum, wenn er sich dieses Werk zu eigen macht. Große Vorurteile stehen zwischen Naturheilkunde und Schulmedizin. Wir möchten helfen, diese Barriere zum Wohle der Patienten zu überwinden.

Ehrlicher Umgang mit der Heilenergie

Überlasst diese Therapiemöglichkeit nicht allein solchen, die sich als Wunderheiler fühlen. Wir sagten schon, dass bei jeder energetischen Heilung die Hilfe „von oben" kommt. Diese Hilfe wird jedem angeboten, der sie ehrlich anwendet, nutzt und sich damit nicht als besonders begnadeter Therapeut feiern lässt.

Sollte ein Patient fragen: „Wie ist es möglich, Herr Doktor, dass Sie das fertiggebracht haben? Mir geht es nach kurzer Zeit so viel besser", dann wäre die ehrliche Antwort darauf, dass die himmlische, jenseitige Hilfe mitgewirkt hat. Ein Arzt darf diese erbetene energetische Hilfe nicht dazu benutzen, um sich als besonders wertvollen Menschen über andere zu erheben. Er sollte offen sein, Kollegen ebenfalls aufzuklären, denn wir geben die Möglichkeit jedem, der würdig damit umzugehen vermag.

Einige, für die es dann schon entfällt, wenn es eine Kunst ist, die jeder erlernen kann, haben im Kopf nur die Zielsetzung, durch ein Herausragen ihrer Arbeit besonderen Ruhm zu erlangen. Diese Unbescheidenheit wird zum Verhängnis. Bitte denkt einmal darüber nach: Was steht im Vordergrund? Die Karriere des Mediziners oder die Heilung von Patienten?

Wir sehen natürlich auch die vielen Sparten der Schulmedizin, wo es ganz offensichtlich ist, die beste Apparatemedizin einzusetzen oder die chirurgische Arbeit zu bevorzugen, da es um Erleichterungen und lebensrettende Maßnahmen geht. Diese medizinische Arbeit ist natürlich von unserem Appell ausgeschlossen. Es wäre Unsinn, wenn ein Operateur oder sein Anästhesist sich noch im OP diese Gedanken machen, wenn die Eingriffe schon unabwendbar geworden sind.

Ihnen möchten wir aber ganz ausdrücklich auch unsere Unterstützung anbieten. Sie dürfen bei jeder Operation oder zu Beginn eines OP-Tages an unsere hier im Jenseits wartenden Ärzte die Bitte um Beistand richten. Sie erhalten gute Entscheidungshilfen im rechten Moment, sodass die Arbeit weniger anstrengend verläuft. Die bereits in diese Welt übergegangenen Kompetenzen werden so noch sinnvoll genutzt.

Man stelle sich einmal vor, ein guter Arzt, der seinen Beruf gern ausgeübt hat und seine Patienten sehr gerne hatte, wird als Verstorbener vergessen. Das macht sehr traurig. Die Seelen hier möchten in Erinnerung bleiben, möchten weiterhelfen. Alles, was sie tun können, um ihre Fehler gutzumachen oder Irrtümer auszuräumen, hilft ihnen, sich auch hier weiterzuentwickeln. Die Entwicklung des Geistes zur Vervollkommnung ist mit dem Übergang ins Jenseits nicht abgeschlossen. Das Lernen und Aufgabenerfüllen geht auch hier weiter.

Da die Perspektive aus dem Jenseits viel größere Einsichten zulässt, wird eine Hilfe von hier in jedem Fall eine Leistungsverbesserung der lebenden Menschen erzielen. Der umgekehrte Fall, dass eine erbetene Hilfe zu katastrophalen Ergebnissen führt, ist nie zu verzeichnen, denn die Geistwesen im Jenseits dürfen nicht ihre Fehler fortsetzen, sondern müssen sie durch gute Taten ausgleichen.

Liebe Vera, das war für heute alles, wir freuen uns auf das nächste Treffen zum Schreiben.

26. September 2006

Vera: „Hallo, liebe himmlische Helfer, ich fühle mich ganz gut, mögt Ihr jetzt schreiben?"

Cristina: „So, nun sind wir auch bereit, einen neuen Abschnitt zu schreiben. Wir haben ganz gut vorgearbeitet, es wird rasch vorangehen."

Nun ist noch auf die wichtige

Erklärung des Therapieablaufs

einzugehen. Wir möchten, dass die lebenden Ärzte vor der Behandlung eines Patienten folgende Fragen klären:

1. Gibt es seelische Eindrücke, die der Erkrankung von (Name) zugrunde liegen?
2. Ist es erlaubt, diese Traumata zu entkoppeln?
3. Ist der Patient bewusst und auch unbewusst mit einer Entkopplungstherapie einverstanden?

Wenn all diese Punkte bejaht werden, kann weiter vorangegangen werden. Die neue Art von Entkopplungstherapie sollte dann wie folgt ablaufen:

Ein Therapeut/Arzt legt seine Hände auf den Kopf des Patienten. Es kann die Stirn und der Hinterkopf sein oder die rechte und linke Hemisphäre des Gehirns.

Alsdann sollte der Therapeut um die Hilfe von den jenseitigen Ärzten bitten. Es ist ihm dann bewusst, dass nicht er, sondern wir diese Energie übermitteln.

Nach etwa einer Minute sollte er die Klopfakupunktur auf

den Stirnbeinhöckern und auf dem Schädeldach mit jeweils zwei Fingern durchführen. Diese Klopfakupunktur sollte etwa 30 bis 60 Sekunden andauern.

Danach legt der Therapeut wieder die Hände auf den Kopf. Er sollte sich nun für die Hilfe aus dem Jenseits auch im Namen des Patienten bedanken. Dies kann still geschehen.

Danach sollte der Therapeut seine Hände über den Körper des Patienten halten und um den Segen Gottes bitten. Dies ist der würdige Abschluss der Therapie.

Wir Ärzte hier möchten auch nicht vergessen, dass die höchste Kraft immer von Gott ausgeht. Der Segen nach der Therapie verstärkt alles Vorausgegangene. Danach kann wieder getestet werden, ob die Entkopplung erfolgreich war. Es müssten die speziellen Beschwerden des Patienten überwunden sein.

Die besondere Heilfrequenz

Was ist so neu an der Vorgehensweise? Es ist hier im Rat der jenseitigen Ärzte für die Patienten auf der lebenden Seite eine ganz neue Heilfrequenz erarbeitet worden. Diese sollten sich die Ärzte bei ihrer Arbeit mental zunutze machen. Die Heilfrequenz wird durch kein Gerät auf der Erde nachzuahmen sein. Sie regt den Heilprozess nachhaltig an und bleibt so lange erhalten, bis der Patient genesen ist. Man könnte es so umschreiben, dass der Patient eine Therapie durch universelle Strahlen erfährt. Eine sichere Methode, um die Selbstheilung des Menschen anzustoßen.

Diese Frequenztherapie ist auf alle Kranken gleichermaßen anzuwenden. Sie ist nicht mit herkömmlichen energetischen Verfahren zu vergleichen. Wie schon in vorausgegangenen Kapiteln beschrieben, ist die bescheidene Haltung des Therapeuten Grundvoraussetzung. Therapeuten, die in der Lage sind, sich mit uns jenseitigen Ärzten zu verbinden, werden sehr viel bewirken für die Patienten.

Um die Glaubwürdigkeit unserer Therapie nun auch zu untermauern, werden wir Vera verschiedene chronisch kranke Patienten zuführen und sie um Durchführung dieser Therapie bitten. Die Patienten wissen nicht, dass es um einen Versuch geht. Danach werden wir die Qualität der Therapie an den Patienten sehen. Die Patienten sind teils schwer krank, schulmedizinisch gibt es keine Hilfe. Durch Patientenaussagen zu der erfolgten Therapie oder unsere Berichte dokumentieren wir einige Verläufe.

Wie Ihr seht, ist alles ganz fein durchdacht, wie wir den Beweis für die mögliche Hilfe erbringen können. Damit wird es auch noch einmal klar, dass Vera hier keine Fantasien niederschreibt, um sich interessant zu machen. Nichts von allem, was bisher zu lesen war, hat sie selbst erfunden. Wir führen ihre Hand beim Schreiben, die sie uns geduldig zur Verfügung stellt.

Für Vera ist eigentlich nur neu, dass sie ab jetzt nicht ihren Schutzengel Maria-Magdalena um Hilfe für einen Patienten bittet, sondern unsere besonderen Strahlen für den Patienten erbittet. Sonst hat sie schon alles bisher praktiziert.

Nun ist sie wieder ganz versunken in Gedanken, ob das auch alles so in Ordnung geht.

„Liebe Vera, bitte hör auf zu zweifeln, wir lieben Deine Arbeit mit uns. In einigen Monaten werden es schon viele andere Therapeuten gelernt haben. Von manchem bekommst Du auch eine Rückkopplung. Wir haben so viel Verständnis für Deine Bedenken, aber die sind ganz verflogen, wenn Du die Wirksamkeit überblicken kannst."

„Ja, wir verzeihen Dir, dass Du noch immer denkst, Du bist am Träumen."

Wir möchten über diesen einfachen Weg zu vielen Kranken eine optimale Heilfrequenz senden, die sich auf die gesamte Harmonie im Energiehaushalt und in der Energieverteilung positiv auswirkt. Das heißt, wenn die Energien positiv verteilt sind, dann sind die Blockaden der Heilung überwunden.

Nähere Einzelheiten geben wir nicht bekannt, da es zu viele geschäftstüchtige Personen gibt, die es durch vorgetäuschte Kompetenz infrage stellen und zerstören würden. Lassen wir es also dabei, das sollte ein jeder respektieren.

„Gut, liebe Vera, nun sind wir für heute schon wieder gut vorangekommen. Wir sagen tschüss!"

Vera: „Ich danke Euch aus tiefem Herzen für dieses Vertrauen, das Ihr täglich in mich setzt.“

27. September 2006

Geistige Helfer?

Vera: „Meine lieben Helfer im jenseitigen Reich, ich bin nun bereit zum Schreiben. Ist es für Euch jetzt passend?"

Cristina: „Liebe Vera, wir freuen uns, dass es Dir so gut geht nach der Operation. Die Patienten kommen gern zu Dir, weil Du Dich sehr um jeden bemühst. Heute war es ganz gut, dass Du der Frau S. am Nachmittag so aufmerksam zugehört hast. Sie war ganz erstaunt, dass auch sie etwas auf der Seele hat, was es zu lösen galt. Mit der Behandlung im Sinne der neuen Strahlentherapie kannst Du jedes bewusste oder unbewusste Leiden eines Patienten entwerten. Es ist ganz richtig, wie es gelaufen ist. Unsere Gedanken sind die wichtigste Brücke zum erfolgreichen Handeln."

Auf Deine Frage, ob auch Deine früher schon angesprochenen geistigen Helfer nicht ein Gefühl des Abgestoßenseins empfinden, möchten wir noch eingehen. Du hast in der Vergangenheit Deine Schutzengel und Maria-Magdalena, die Schutzpatronin der Heilenden, angerufen. Sie sind es gewesen, die uns auf Deine treue und immer ergebene Zusammenarbeit mit ihnen aufmerksam gemacht haben. Deine Arbeit ist nicht üblich und Du hast es verstanden, bei Fragen der Patienten zu erklären, dass die Hilfe von himmlischen Helfern gegeben wird.

Deine bisherigen Helfer sind jetzt niemals ausgeschlossen, wenn wir mit Dir arbeiten. Es ist als Vereinfachung bei der Therapie immer treffend, die Hilfe von den „jenseitigen Ärzten" zu erbitten. Diese Formulierung umfasst alles und bedeutet keine Zurückweisung der bisherigen Helfer. Es war uns eine Freude, dass Du danach gefragt hast. Es zeigt Deine Verbundenheit mit allen, denen Du etwas zu verdanken hast. Sei aber ein wenig lockerer, wenn Du Dich mental mit uns verbindest. Eine anstrengende Konzentration ist nicht erforderlich.

Zu verschiedenen Patienten

Die zu erwartende Krebspatientin hat heute erst die Information über Dich bekommen. Sie wird in den nächsten Tagen erscheinen.

Nun noch einmal zu der neuen Therapie mit unseren Strahlen: Heute konntest Du sie anwenden bei einer Patientin, die nach einer Infektion den Geschmackssinn verloren hat. Wir hatten ja gesagt, dass die Therapie nicht nur bei Krebs einzusetzen ist. Die Harmonisierung der energetischen Versorgung eines Patienten ist immer eine Grundbedingung für eine Genesung. Bei der besagten Patientin gibt es große Belastungen, die ihre energetische Lage immer wieder ins Wanken bringen. Nun ist sie aber mit einer nachhaltigen, noch lange fortwirkenden Heilinformation versorgt, sodass die Energiebilanz stabil bleiben kann. Sie wird sich melden.

(Anmerkung: Die Patientin hatte nach wenigen Tagen ihren Geschmackssinn wieder.)

Deine große Sorge gilt nun einem neurologisch erkrankten Patienten, der sich erneut gemeldet hat. Im Laufe dieses Sommers hat sich sein Zustand noch etwas verschlechtert. Wir werden die Therapie nun auch mit den Strahlen aus dem Jenseits unterstützen. Es ist gut, wenn Du den Patienten nach vier Tagen sehen oder sprechen könntest, um die Veränderungen abzufragen oder zu beobachten. Solange er nach dem nächsten Entkoppeln nicht wiederkommt, ist er auch nicht mehr auf weitere Therapien angewiesen, weil die Energien langfristig stabil bleiben und die Heilung erwirken. Mach Dir keine Gedanken, dass Du es immer wieder nachtesten musst oder die Therapie wiederholen solltest. Es wird nicht nötig sein. Der Patient wird wieder ein lebensbejahender, etwas eigenständigerer Familienvater werden, mit dem es sich gut leben lässt.

In einigen Wochen wird er es schon bestätigen, dass es alles besser geht. Das zurzeit bestehende Zittern ist durch die Krankheit bedingt. Es wird sich etwas legen. Nun erlaub es Dir bitte, Dich schon für ihn zu freuen. Wir verstehen, dass es immer Dein inniger Wunsch ist, eine solch schlimme Krankheit zur Heilung zu bringen. Es gibt bisher aber keine Methode, die das Fortschreiten der Krankheit aufhalten würde. Hier wurde mit der neuen Therapie Hoffnung auf Besserung geweckt, die sich auch eingestellt hat. Die Familie des Patienten hat großes Vertrauen, weil Du schon etwas erreicht hast.

Wir begleiteten Deine Schilddrüsenoperation

Nun werden wir noch eingehen auf das Thema der Operation Deiner Schilddrüse. Wir haben die Operation auch begleitet, weil wir für Dich einen guten Verlauf gewünscht haben. Es gab noch einen Grund, es ist die Liebe zu Theo. Wir sehen, dass Du für ihn immer da bist, wie er auch für Dich. Ihr versteht Euch so gut, fühlt füreinander und sorgt füreinander. So eine Liebe ist nicht alltäglich. Ihr habt Euch nach vielen Jahrhunderten wiedergefunden. Die Seelen sind schon oft zusammen gewesen. Es war manchmal ein großer Schmerz, wenn einer aus dem Leben ging. Ein Abschied von Theo ist noch nicht so bald in Eurem Plan, wir haben Euch füreinander ausgesucht. Diese besondere Arbeit, Vera, würde kaum jemand so mittragen wie Dein Mann. Er fördert diese Arbeit, stellt sie nicht infrage und hilft, dass Du Zeit zum Schreiben findest. Auch Theo gehört zu den Auserwählten für dieses Werk. Seine liebevolle Fürsorge für Dich gefällt uns. Theo ist von einer schweren Krankheit genesen. Er war immer offen für Deine Arbeit mit ihm.

Deine Gedanken gehen zu uns mit der Frage „Soll ich ihm auch die neue Therapie geben, damit er ja nicht wieder krank wird?“ Mach Dir doch nur nicht solche Gedanken, er steht unter unserem Schutz. Eine Heilung, die abgeschlossen ist, muss nicht erneut mit Übertherapie abgesichert werden. Da, wo die Strahlen gebraucht werden, wirst Du es schon immer rechtzeitig erkennen. Vertrau darauf!

Es wird viel Arbeit geben; liebe, intelligente Kolleginnen und Kollegen werden zu Hilfe kommen. Achte auch auf körperlichen Ausgleich, geh in die Natur und gönne Dir Ruhepausen. Wir wünschen es, dass Du gesund bleibst.

Liebe Grüße an Theo von uns jenseitigen Ärzten. Wir danken für die Arbeit am PC. Morgen möchten wir zu dem Thema Reinkarnation schreiben. Für heute ist es genug.

Vera: „Herzlichen Dank. Ich freue mich, dass ich so viel Energie für die schnelle Heilung bekommen habe! Liebe Grüße, gute Nacht!“

28. September 2006

Zu Reinkarnation

Ja, gut, dass Du so ausgeruht bist und uns Deine Zeit zum Schreiben zur Verfügung stellst.

Wie gestern schon angekündigt, soll es heute um die Reinkarnation gehen. Alle hier im Jenseits versammelten Ärzte möchten daran appellieren, dass offen über ein Weiterleben nach dem Tod gesprochen wird. So, wie es von vielen angenommen wird, dass der Tod das völlige Ende eines Daseins bedeutet, so ist es nicht. Es macht außerdem so vielen Menschen Angst vor dem Tod. Auch einige von uns waren der Überzeugung, es gäbe keine Seele, keinen Fortbestand von etwas wie Energie. Es bedeutet, dass die Ärzte, die mit Schwerstkranken zu tun haben, wenig Trost spenden können. Es ist leichter, einen Sterbenden zu begleiten, wenn man die Wahrheit erkennt und davon anderen Menschen erzählen kann. Während der letzten Stunden ist es gut, dem Patienten Mut zu machen, als Seele auf das Licht zuzugehen und nicht an der materiellen Welt hängen zu bleiben. So gibt es keine Furcht. Dieser feste Glaube an die jenseitige Welt bedeutet Trost für die Sterbenden und die Hinterbliebenen.

Es gibt wertvolle Bücher, in denen alle Fragen zu diesem Thema beantwortet werden. Wer sie gelesen hat, ist gefestigt im Glauben an die jenseitige Welt und braucht keine Ängste, die auf Unwissenheit beruhen, zu behalten. Solche Informationen sind nicht erst in hohem Lebensalter von Wert, wenn man an ein Sterben denkt. Je früher die Wahrheit bewusst wird, desto einfacher ist das Leben, denn jede Angst blockiert einen Fortschritt des geistigen Lernens.

Hier ist auch die heutige Sicht der Ärzte zu der Sterbehilfe zu überdenken. Ein jeder sollte sich dem natürlichen Tod stellen, der von Gott für ihn vorgesehen ist. Auch die Art und Weise des Todes gehören zum individuellen Lebensplan. In jedem Fall ist ein Sterbender nicht allein. Seine Schutz- und Führungsengel stehen ihm zur Seite. Bei einer Hinwendung zu diesen Helfern kann vom Sterbenden oder den anwesenden Mitmenschen Erleichterung für den Übergang ins Jenseits erbeten werden. Würde eine solche Bitte zu früh erfolgen, so ist der Tod deshalb nicht herbeizuführen, denn die Engel wissen, wann genau sie auf diese Weise Hilfe geben dürfen.

Wir jenseitigen Ärzte möchten, dass die vielen Ärzte, die mit Sterbenden zu tun haben, selbst Trost aus dieser Wahrheit schöpfen und auch den Mitarbeitern und Angehörigen der Patienten therapeutisch zur Seite stehen können. Sie werden spüren, dass die Arbeit sie weniger erschöpft und so zur Erfüllung werden kann.

Ist ein Mensch ganz plötzlich durch ein Unglück gestorben, dann bleibt für diese Arbeit keine Zeit. Dann hilft es aber dem Verstorbenen, wenn er auf das Licht hingewiesen wird und auch auf seine Engel, die er nicht wahrgenommen hat. Damit wird seine Verbundenheit zur materiellen Welt leichter gelöst, sodass ihm die Zeit der Verlorenheit erspart bleibt und er schon so bald als möglich zum Frieden findet. Ein Gebet kann immer still vollzogen werden, braucht keine ausgedehnte Zeit oder eine Wiederholung. Viele Menschen, die dieses wissen oder spüren, tun schon viel Gutes für Verstorbene. Die im Licht angekommenen Seelen danken es den lebenden Helfern, sie bringen gute Energie zurück und übernehmen oft die Funktion von Schutzengeln für andere.

Patienten, die in liebevollem Gedenken an ihre Verstorbenen in Rührung versetzt werden, spüren, dass sie von dort Unterstützung im Leben erfahren. Im Alltag ist es hilfreich zu wissen, dass man auch diese Verstorbenen um einen Rat oder Beistand in einer besonderen Situation bitten kann. Es darf auch öfter sein, kein Engel kann durch häufiges Anrufen überfordert werden. Die universelle Energie, die den Engeln zur Verfügung steht, ist unerschöpflich.

Der frühzeitig selbst herbeigeführte Tod bedeutet eine Flucht vor der Aufgabenbewältigung des Individuums. So etwas ist nicht gewünscht. Es bedeutet, dass die noch unerledigten Lernaufgaben später auf diese Seele zukommen. Eine Todessehnsucht ist zu verwerfen nach dieser Sichtweise. Bei seelischer Erkrankung werden wie bei anderer Erkrankung immer wieder Hilfen angeboten und Auswege aufgezeigt, um aus der Krise herauszufinden. Es liegt in dem freien Willen des Einzelnen, diese Hilfen anzunehmen oder in der starren Ablehnung zu verharren. Sollte es zu einem Suizid kommen, ist immer der Betreffende selbst verantwortlich, nicht aber der Therapeut. Wichtig ist im Therapiegespräch die Aufklärung über die ausgeführten Wahrheiten über den Zeitpunkt des Todes. Wird dieses von ärztlicher Seite in die Beratung aufgenommen, so hat der Patient eine andere Perspektive, sein Denken und Handeln zu betrachten. Wir bitten alle Therapeuten, Psychiater und Psychologen, hierüber nachzudenken. Wir sind davon überzeugt, dass ihre Arbeit erleichtert wird.

„Liebe Vera, es war gut so. Wir denken, dieser Abschnitt ist ganz wichtig gewesen für alle Hilfe suchenden, auch für alle helfenden Menschen. Wir werden Dich jetzt in die Praxis begleiten."

Vera: „Vielen Dank!"

29. September 2006

Indikationen für die neue Therapie

Vera: „Es ist schon etwas später, aber ich schreibe gern für Euch, wenn es Euch noch gefällt."

Ja, wir haben gerade einen guten Beitrag zu den möglichen Indikationen für die neue Therapie mit unseren jenseitigen Strahlen. Wir sollten ganz einfach mal eine Liste von Möglichkeiten zusammenstellen. Das wären alle chronischen Krankheiten, wie

Krebs
Rheuma
Gicht
Arthritis
Neurodermitis
Allergien
Chronische Hautleiden
Leiden des gesamten Bewegungsapparates wie
    HWS-Syndrom
    BWS-Syndrom
    LWS-Syndrom
Neurologische Leiden wie
    Muskelschwund
    MS
Autoimmunerkrankungen
Erkrankungen des Blutes wie

- Leukämie
- Anämie
- Zirkulationsstörungen
- Bluthochdruck

Psychische Leiden wie
- Depressionen
- Angstneurosen
- Schizophrenie
- Apathie

Morbus Parkinson
Alzheimer
Sehstörungen
Hörstörungen
Sprachstörungen
Lern- und Konzentrationsstörungen
Auffälligkeiten im Verhalten
Essstörungen
Neigung zu Gewalt
Ablehnung von Sexualität oder übertriebene Sexualität
Stoffwechselentgleisungen
Erkrankungen von Organen des Verdauungstraktes, der Atemwege usw.

Viele dieser Erkrankungen sind auf eine seelische Ursache zurückzuführen. Ganz individuell ist die Schwachstelle im Körper, die auf eine psychische Überlastung reagiert. In jedem Fall hilft die Fragestellung „Ist die Erkrankung .... auf psychische Eindrücke zurückzuführen?" als Einstieg in die neue Therapie.

Menschen können aber auch durch eine toxische Belastung

erkranken. So kann ein Zuviel an Zigaretten oder an Alkohol körperliche Schäden nach sich ziehen. Diese Suchtprobleme sind ebenfalls dann oft durch Traumata begründet. Man kann die Ursache der Sucht entkoppeln, muss dann aber auch noch weitere Maßnahmen zur Entgiftung und Regenerierung des Organismus anbieten. Andere toxische Belastungen können psychische Störungen hervorrufen. Auch die Stimmung eines Menschen ist durch eine hohe toxische Belastung beeinflussbar. In jedem Fall gilt hier, neben den Hilfen für die Seele auch Hilfe für die Reinigung des gesamten Organismus anzubieten, um eine anhaltende Genesung zu erzielen.

Manchmal ist die Zusammenarbeit mit einem Schulmediziner vorzuziehen, der sich gut mit dem Hormonsystem auskennt. Hormonelle Entgleisungen sollten zunächst auch abgegrenzt werden. Sie können aufgrund von Fehlernährung, toxischen Belastungen oder psychischer Überlastung auftreten. Hier ist der Therapeut gefordert, ein gutes Allgemeinwissen über die Zusammenhänge zu haben. Es sollte die Arbeit mit der neuen Therapie nur Ärzten und Heilpraktikern gestattet werden. Wir haben Sorge, dass Laien zu wenig Tiefenwissen mitbringen.

Liebe Patienten,
lasst Euch bitte von geschulten Personen behandeln, damit nicht ein Chaos entsteht. Die Gesundheit und Heilung sollten es jedem wert sein, diese doch mit wenig zeitlichem Aufwand verbundene Therapie von Fachkräften ausüben zu lassen. Menschen, die sich berufen fühlen zur Heilung von Kranken, sollten ihre Mitarbeit bei etablierten Institutionen anbieten, wo es eine ärztliche Leitstelle gibt. So kann auch der Patient Vertrauen in die Kompetenz der Therapeuten setzen. Auch dieses Vertrau-

enspotenzial trägt bekanntlich zur Heilung einen erheblichen Teil bei.

Nun möchten wir für heute schließen. Gute Nacht.

30. September 2006

Beginn eines neuen Lebens

Wir freuen uns, dass Du Zeit hast. Ein neuer Abschnitt ist vorbereitet.

Wir möchten jetzt zu einem heiklen Thema Stellung beziehen. Es geht um den eigentlichen Moment, in dem die Seele den Übergang vom Jenseits in ein neues Leben wählt. Da gibt es verschiedene Ansichten, wann die Reinkarnation stattfindet. Ist es der Moment der Zeugung, der Verschmelzung von Samen und Eizelle oder die Geburt? Wir haben hier zu differenzieren. Einmal beschließt die Seele, wann und wie sie zurückkehren möchte. Sie wählt sich ein Milieu und damit auch die Eltern aus. Die Seele führt die sich vereinigenden Menschen zusammen. Die Zeugung und Befruchtung finden statt. Gibt es einen Fötus, der gesund ist, so bleibt die Seele in Kontakt mit dieser Frucht. Es besteht ein energetisches Band zwischen der Seele und dem noch ungeborenen Kind. Erst im Moment der Geburt geht die Seele ganz in das Kind über und die Verbindung zum Jenseits ist gelöst.

Dies wurde so genau noch nicht für die lebenden Menschen erklärt. Es gab viel Erregung darüber, ob eine Unterbrechung der Schwangerschaft als Mord zu bezeichnen wäre. Dies muss sehr vorsichtig betrachtet werden. Ist ein Kind nicht erwünscht, kann es besser sein, die Geburt zu verhindern. Die Seele löst die Verbindung zu dem Fötus auf und sucht sich eine andere Möglichkeit, in ein Leben zu treten. Es ist sogar möglich, dass es den liebenden Eltern zu einem späteren Zeitpunkt gelingt, für die noch nicht reinkarnierte Seele einen passenden Eintritt in das Leben zu bieten. Die Seele fühlt sich willkommen und nimmt den Eltern die verspätete Inkarnation nicht übel.

Dies ist sehr wichtig für alle Menschen, die sich wegen eines Schwangerschaftsabbruchs schuldig fühlen. Es bleibt oft eine Traurigkeit, dass eine Seele keinen Platz gefunden hat und die Eltern es verhindert haben. Solche Paare können ebenfalls durch die neue Therapie mit den Strahlen der jenseitigen Ärzte eine große Erleichterung erfahren. Der erfolgte Abbruch der Schwangerschaft ist in jedem Fall ein Trauma, da eine von Gott gewollte Verbindung der Seele aus dem Jenseits mit den lebenden Eltern verhindert wurde. Diese Narbe auf der Seele der Eltern, also auf der Seele der Mutter wie auch auf der Seele des Vaters, sollte behandelt werden. Diese Therapie tut sowohl den Eltern als auch allen schon lebenden oder später geborenen Geschwistern des ungewollten Kindes gut.

Auch nicht lebensfähige Ungeborene können sich wieder lösen, wenn sie spüren, dass die Lebenskraft nicht ausreichend ist. Hier verhält es sich aber genauso, dass die zurückbleibende Trauer oder latente dauernde Traurigkeit überwunden wird. Dann ist die Seele des nicht geborenen Kindes entlastet von Schuldgefühlen und alle lebenden Familienmitglieder ebenso. Eine neue Lebensbejahung ist nach einer Therapie möglich. Auch wenn der Verlust eines Kindes schon viele Jahre oder Jahrzehnte zurückliegt, lohnt sich die therapeutische Aufarbeitung. Menschen, die dieses tun, und Menschen, die es mit sich geschehen lassen, helfen den Seelen, einen neuen Weg zu finden, den sie ja antreten möchten, um weiter zu lernen und geistigen Fortschritt zu erlangen.

Dieses kann vielen Gynäkologen, Seelsorgern und Sozialdiensten in der Beratung von Frauen zugutekommen. Sie sollten eine Zusammenarbeit mit Ärzten und Heilpraktikern anstreben, die die Entkopplungstherapie beherrschen. Vielen Paaren, die durch einen Abbruch einer Schwangerschaft oder eine Fehlgeburt einen solchen Schock erlitten haben, der als Blockade einer erneuten Empfängnis entgegensteht, kann so geholfen werden.

Wir wissen, wie brisant dieses Thema in der Gesellschaft diskutiert wird. Wir haben hier in der jenseitigen Welt die Perspektive erweitert und teilen nichts Irreführendes mit, was den Menschen schaden könnte. Es ist dieses Thema mit den höheren Instanzen der Engel und Erzengel abgesprochen. Bitte stellt es nicht in Frage.

Von der Warte der jenseitigen Welt, also den göttlichen Vertretern, ist es nicht gewünscht, dass Menschen unter Schuldgefühlen eine lange Zeit ihres Lebens leiden. Das Leben soll in Erfüllung ablaufen. Gewünscht ist für jeden Menschen ein Lernen im Leben, aber nicht das Leiden.

Es ist unser großes Anliegen, auch hier großes Leid überwinden zu helfen. Hat eine Ablösung von Blockaden bzw. traumatischen Erlebnissen stattgefunden, so ist ein Mensch wieder mutig, neue Aufgaben anzunehmen. Die entstandenen Ängste blockieren die weiteren gewünschten Lernschritte im Leben. Das mag jedem einleuchten.

„So, liebe Vera, es ist Zeit für die Mittagsruhe."

Vera: „Ich danke Euch herzlich."

23. Oktober 2006

Dr. Nowotny meldet sich

Guten Tag, liebe Vera, hier ist Dr. Nowotny.

Ich habe es verfolgt, wie Du meine Schriften gelesen hast. Es kam doch viel Bestätigung in Dir auf, aber auch wiederum Verunsicherung. Zu einigen Punkten solltest Du noch etwas mehr von mir erfahren. Es betrifft die Arbeit mit Kranken oder auch geistig gestörten Menschen. Wir möchten, dass Du weiter keine Angst vor bösen Einflüssen hast. Immer wenn Du mit einem Patienten arbeitest, sind wir eingeschaltet und bewahren Dich vor Bösem. Es ist sozusagen eine Versicherung für Dich abgeschlossen. Die Seelen, die Du für Patienten bittest, ins Licht zu gehen, werden von uns in jedem Fall aufgenommen und weiter betreut. Auch das ist neu an der Therapie mit dem Rat der jenseitigen Ärzte. Die Arbeit ist von so vielen Therapeuten hier akzeptiert und wird mitgetragen, dass es gut zu schaffen ist. Wir kümmern uns um die Patienten im Diesseits wie im Jenseits. Als Du heute Morgen noch einmal um Hilfe gebeten hast, die Seele des zweiten Kindes zu erlösen, konnten wir direkt helfen. Frau M. wird die tiefe Trauer überwinden, es war sehr schön zu verfolgen, wie die Erleichterung sich zeigte. Frau M. wird unsere heilende Hilfe weiter bekommen, damit sie zur Ruhe kommt. Es wird ein neues Lebensgefühl werden. Bald hörst Du von ihr. Gegen Ehemann und Sohn kommt sie besser an. Bei der Testung am Schluss hast Du genau die Fragen gestellt, die wichtig waren.

Somit konntest Du auch noch kurzfristig um die Erlösung des Kindes bitten.

Die medialen Schriften, die Du von mir gelesen hast, sind nun schon etwas in Vergessenheit geraten. Daher ist es gut, etwas Neues zu veröffentlichen, um die Therapeuten an die Möglichkeiten zu erinnern, die darin stecken. Grete, mein Medium, ist schon sehr alt. Es ist leider nicht mehr möglich, dass Du sie besuchen könntest. Sie wird schon bald zu uns kommen. Wir werden es Dir berichten. Sie hat so viel Geduld mit mir gehabt, dass es sie freuen wird, von Dir zu erfahren. Grete war eigentlich keine Therapeutin, aber sie war meine Assistentin. Sie war mir stets eine liebevolle Gesprächspartnerin, wenn es um schwere Fälle ging. Wir kannten nicht die Möglichkeiten der kinesiologischen Testung. Dieses Verfahren hilft Dir heute, die Effektivität und damit den Erfolg der Therapie direkt zu spüren. Ich hatte dieses noch nicht gelernt, somit wurde als Tatbestand der Überwindung von Konflikten der Ausdruck von Erleichterung oder Besserung sichtbarer Beweise herangezogen. Wir konnten wahrnehmen, dass sich die Gesichtsfarbe oder die Haltung des Patienten veränderten. Grete konnte mich immer gut bestätigen, wie sie es gesehen hat.

Ja, die Ängste wegen der Entziehung Deiner Lizenz aufgrund von medialen Kontakten brauchst Du nicht zu fürchten. Wir sorgen für einen Schutz. Außerdem richtet sich keine Aussage konkret gegen eine schulmedizinische Therapie. Es soll alles nur als Ergänzung angeboten werden. So wie bisher bleibt es ja auch bei den Maßnahmen der Kliniken. Ob es nötig wäre, sei dahingestellt.

Ich möchte noch etwas mitteilen, damit Du den Beweis hast, dass ich wirklich Dr. Nowotny bin. Sieh doch bitte mal im Internet nach unter dem Namen. Es wird dort das Datum meiner Promotion angezeigt. Es ist der 12. August 1946. Ja, es ist richtig so. Wir hatten gerade den Krieg überstanden. Es war noch hart, da alle noch viele Eindrücke zu verwinden hatten. Lass es Theo mal nachsehen. Ich habe in dem Ort Oberndorf gelebt. Es ist ein kleiner Ort in dem so schönen Ostbayern. Ja, so ist es richtig. Ich habe noch viel zu schreiben, aber Du solltest nun eine Pause machen.

7. November 2006

Worte von Dr. J. Hackethal

Hallo, da sind wir. Nun gibt es einen erneuten Beitrag zu unserem Werk von Dr. Julius Hackethal.

Hallo, Vera, hier ist Dr. Hackethal. Sei ganz locker in der Hand, es ist noch viel zu berichten von den letzten Wochen. Wir haben an Deiner Arbeit im Gesundheitszentrum Aschau Anteil genommen. Bei den Therapien waren wir direkt einbezogen durch Deine Bitte, den Patienten eine Heilung durch unsere Strahlentherapie zu ermöglichen. Es war bisher kein Fall dabei, den wir nicht hätten erreichen können. Wir haben es bisher leicht auf die Patienten übertragen können, was sie an Heilenergie benötigten. Somit geht es ihnen besser als zuvor. Es ist ganz richtig, dass es noch eine ganze Weile nachwirkt, was die Patienten eben erst nach einigen Wochen verstehen werden. Es ist leider noch immer so, dass nur wenige Patienten eine Rückmeldung bei Dir vornehmen. Sie sind eigentlich, kaum zur Türe hinaus, schon wieder auf anderes Geschehen projiziert, da sie auch einen harten Alltag zu bewältigen haben. Sei daher nicht enttäuscht, dass Du so wenig anerkennende Worte von ihnen bekommst. Sie meinen, es ist so ganz normal und für sie selbstverständlich, dass Du etwas bewegt hast. Wir haben es bemerkt, wie engagiert Du mit ihnen arbeitest, viel Zeit investierst und dennoch oftmals vergeblich auf einen Anruf wartest.

Ja, ich kenne es noch, es geht vielen Ärzten so. Ein handwerklich arbeitender Mensch sieht direkt die erbrachte Arbeit in

Form eines schönen Beitrags zur Wohnung oder Umgebung. Bei den Therapeuten ist nur der Funke von Glück und Zufriedenheit im Antlitz sichtbar, oder es ist eine Besserung der Symptome erzielt worden, was aber auch nur der Patient selber spüren kann. Es wird nicht anders werden, denn die Patienten sehen Deine Arbeit als etwas Alltägliches an. Geh mal davon aus, dass sie im Unterbewussten die Eindrücke schon aufgenommen haben und sich beizeiten an diese Art der Therapie erinnern.

Ich möchte nun noch etwas zu dem Problem Deiner Schilddrüse sagen. Nach der Operation hast Du Dich schnell sehr wohlgefühlt. Es ist aber in den letzten Wochen sehr viel im Ungleichgewicht gewesen, weshalb Du Dich auch zeitweise nicht stark fühlen konntest. Erst jetzt ist es im Haushalt Deiner Schilddrüsenhormone wieder etwas ausgewogener. Eine Bestätigung, dass alles gut ist, werden die Untersuchungswerte von heute ergeben. Wir fördern Deine Energie ständig, weil es sonst nicht möglich gewesen wäre, die vielen Therapien durchzuführen.

Ja, es wird auch von uns jenseitigen Ärzten darauf geachtet, dass nicht zu viele Patienten kommen, wenn Du noch etwas Ruhe brauchst. Es waren einige ganz schwere Gespräche dabei, deshalb müssen auch nun mal einige einfache Allergiebehandlungen, die Dir ganz leichtfallen, eingeschoben werden. So sorgen wir indirekt, dass Deine Energien nicht zu sehr abgebaut werden.

Deine liebe Freundin Monika hat recht, dass sie Dich erinnert, im rechten Vertrauen an die Versorgung mit den notwendigen Mitteln zu bleiben. Monika steht auch unter unserem Schutz, denn sie gibt täglich sehr viel Liebe und würde es bis zur Selbstaufgabe tun, wenn es diesen Schutz nicht gäbe.

Liebe Vera, wir lassen dies in unser Werk einfließen, da es auch andere Therapeuten, die an die Grenze ihrer Kräfte kommen, ermuntern soll, sich Schutz und Energie von hier aus dem jenseitigen Reich zu erbitten. Es gibt unzählig viele Ärzte hier, die helfen möchten. Sie haben ein feines Gespür für die Lebenslagen, in denen sie sich selbst einmal befunden haben. So wie auch Du nach der Operation Deiner Schilddrüse schon bald wieder Freude an der therapeutischen Arbeit hattest, so kann ein jeder Arzt oder Heilpraktiker eine massive Hilfe aufnehmen, wenn er es zulässt. Wir denken, dass es viele Kollegen ermutigt, sich zu uns zu öffnen. Sei nun für heute ganz herzlich gegrüßt von Deinem Freund Julius Hackethal.

Vera: „Liebe Freunde, lieber Dr. Hackethal, es hat mich sehr gefreut, dass es nun weitergeht. Dieser Text hat mich sehr bewegt. Ich sage ‚Danke' aus tiefem Herzen! Eure Vera."

„Ja, ich – Hackethal – bin noch da. Es wäre noch zu sagen, dass wir dann gern morgen weiter mit Dir arbeiten würden. Vergiss uns nicht!"

Vera: „Ich verspreche, ich komme!"

Dr. Hackethal: „Ich freue mich darauf. Nun eine gute Nacht."

8. November 2006

Ziel dieser Botschaften

Blockadefreie Entwicklung von Kindern und Erwachsenen

Ja, wir mögen es, jetzt in der Mittagssonne zu arbeiten. Wir denken, es wäre gut, wenn wir mit dem Beitrag über das gesamte Ziel unserer Arbeit heute beginnen. Wir Ärzte im Jenseits haben uns ein großes Ziel gesetzt: Es soll bald weniger Ängste vor dem Sterben auf der Erde geben. Auch die Verarbeitung von Eindrücken, das heißt also der Traumata, wird bald eine Wende nehmen. Damit schaffen wir insgesamt eine größere Gesundheit, denn die Ängste und Traumata machen krank. Es wird weniger chronisch kranke Menschen geben als bisher. Die Menschen werden sich der neuen Therapieform gerne öffnen, wenn sie die Erfolge sehen werden. Eltern werden ihre Kinder öfter einer sanften Therapie zuführen, denn dadurch wird die Entwicklung eines Kindes in positiver Weise gefördert. Man stelle sich die Kinder vor ohne aus der Vergangenheit stammende Traumata, ohne Ängste, ohne Probleme der Konzentration in der Schule und dazu in körperlich gesunder Verfassung. Solche Kinder sind die Grundlage einer neuen, gesunden Gesellschaft. Mit einer Zufriedenheit in der eigenen Person wird gleichermaßen der Boden für Hass, Neid und Krieg entzogen. Der Blick wird sich bei gesunden Menschen nicht auf materielle Güter richten, sondern auf den Wert eines Menschen, seine Ausgeglichenheit, Harmoniebereitschaft und damit die Ausstrahlung auf andere Wesen. Diese Ideale werden es sein, die die Menschen anstreben, da sie die jetzigen Auswüchse der Gesellschaft wie Mobbing, Kränkungen, Missachtung von anderen Menschen, Kriege und auch die großen Ungerechtigkeiten in der Verteilung der materiellen Werte zunehmend ablehnen. Zurzeit ist die Bevölkerung der Erde von Enttäuschungen geschwächt und sucht nach neuen Wegen der qualifizierten Verbesserung der Lebensbedingungen. Es wird noch eine Weile dauern, bis diese Bestrebungen alle ergriffen haben. Zurzeit sind es noch Einzelne, die eine neue Welt kreieren möchten. Immer mehr geht die Welle der mental geprägten und mental arbeitenden Menschen über die Länder.

Leider sind viele dabei, die es nicht als Hilfe zur Selbsthilfe anbieten und die Menschen in diesem Sinne unterweisen. Es sind etliche dabei, die eine Gruppierung gründen, ihre Ansichten für die allein richtigen hinstellen, andere Kontakte sogar verbieten und damit auch Mangel an Kritik fördern. Sie lassen ihre Gruppe von Anhängern zu Abhängigen werden. Das ist eine ungute Führung, denn sobald ein Führer die Erde verlässt, sind die Anhänger hilflos und suchen neuen Halt. So sind neue Gruppierungen von Interesse und das Spiel der selbst ernannten Gurus kann weitergehen. Wir verfolgen die Absicht, diese Gruppierungen dahingehend zu beraten, dass sie trotz des Verbotes auch offen bleiben für eine Energie, die keine Abhängigkeit erstrebt.

Nach einer abgeschlossenen Therapie durch unsere jenseitigen Ärzte in Zusammenarbeit mit den irdischen Therapeuten ist der Patient wieder frei von jeglicher Bindung. Dies ist so gewollt, denn zu der Arbeit des Lebens, dem Lernen und dem Streben zu seelischer Vollkommenheit gehören die Freiheit im Geiste und im Willen. Wie sollte sonst eine Entscheidung zu Reife führen, wenn sie von einem Vorbild oder Meister getroffen wird. Jeder Mensch muss für sich entscheiden, was er tut oder denkt.

Dies bedeutet auch, dass Kinder zu geeigneter Zeit von den Eltern ins Leben entlassen werden, damit sie eigene Erfahrungen machen. Sind die Eltern dazu nicht bereit, dann machen sie einen hilflosen Erwachsenen aus ihrem Kind. In vielen Situationen kommt es zu Prüfungen, die dieser Mensch nicht selbst durchstehen kann, weil die Eltern ihn ja führen. Es ist richtig, dass es Eltern von solchen hilflosen Erwachsenen noch spüren, wenn sie alt und schwach sind. Sie fühlen sich dann spätestens mit der Rolle der ewigen Eltern überfordert. Sie können oft selbst nicht leicht aus dem Leben scheiden, denn sie hinterlassen die unfertigen Kinder. Es braucht viel Gespür, wann ein Kind selbst die volle Verantwortung für sich übernehmen kann. Sicher gibt es große Unterschiede, welcher Zeitpunkt im Einzelfall günstig ist. Kinder, die eigene kleine Entscheidungen schon treffen dürfen, können daran reifen für die Erwachsenenzeit. Viele Beispiele für eine geduldige Heranführung an die Zeit des Erwachsenenlebens wären da anzuführen.

Wir sehen nun aber genau, dass es im Fall der weniger erfolgreichen Hinführung und Entlassung zum Erwachsenenleben von den Eltern nicht böse gemeint war. Sie machen Fehler, die sie erst später bemerken, die aber auf ihre eigenen Prägungen in Kindheit und späteren Jahren zurückzuführen sind. Es ist dann auch noch nicht zu spät, der Seele des Kindes bzw. des erwachsenen Kindes zu helfen. Die neue Therapie ist in der Lage, Traumata, die die Entwicklung zum Erwachsensein blockiert haben, zu lösen. Es wird das Selbstvertrauen der therapierten Person gestärkt, der Mut zu Entschlüssen gefestigt. Danach kann der erwachsene Mensch sich besser in der Welt, die ihn umgibt, eingliedern. Konflikte in Beruf oder Familie lassen sich lösen, weil ein entscheidungsfreudiger und handlungsfähiger Mensch mit Konflikten umgehen kann.

Sobald diese Einsichten greifen, wird man mehr darauf achten, wie die Entwicklung der Kinder verläuft. Sind sie lebenstüchtig oder nicht? Diese grundsätzlichen Prägungen der menschlichen Seele sind auch bei den Therapien stets einzubeziehen. Es geht darum, eine gestörte, traumatisierte und blockierte Seele zu befreien, damit sie wieder an Lernprozessen teilnehmen kann.

So, wir haben es gut ausgeführt, was zu dieser Seite der Therapie zu sagen war. Bitte sag wieder Bescheid, wenn es bei Dir zum Schreiben wieder passt. Diesen Absatz hat ein Psychologe diktiert, den Du noch nicht kanntest. Er heißt Ludwig Selle.

12. November 2006

Glaube und Vertrauen in die göttliche Hilfe

Cristina: „Ja, ich bin schon da, weil ich schon damit gerechnet habe, dass Du Dich meldest. Wir haben einen großen Abschnitt aufgeschrieben, den ich Dir jetzt übersende.

Es soll nun zu der Entwicklung der verschiedenen Therapien etwas gesagt werden, weil unsere jetzige Arbeit ja schon eine Vorgeschichte hat. Es ist einige Zeit her, dass Vera für einen Patienten etwas Besonderes tun wollte, der sehr krank war. Es war zu der Zeit, als Vera noch in der Klinik in Bad Aibling gearbeitet hat. Es gab dort einen Patienten, der ein Zungenkarzinom hatte. Durch operative Maßnahmen hatte er auch den Geschmackssinn verloren. Wir haben beobachtet, dass dieser arme Patient seinen Lebensmut völlig verloren hatte. Man konnte ihm in der Klinik nirgendwo mehr Trost und Hoffnung geben. Ein sehr junger Arzt hatte die Idee, den Patienten mal in die Abteilung von Vera zu schicken. Dort hat er sich sehr ausgesprochen über sein Leid und auch über den Gedanken, lieber zu sterben. Eigentlich war Vera in solchen Therapiegesprächen noch ganz hilflos. Sie hat sich aber an etwas erinnert, das sie dann mit diesem Mann getestet hat. Es war die Frage bzw. der Satz: „Gott liebt mich." Als bei der kinesiologischen Testung der Arm des Mannes stets stark war, hat er sehr betroffen reagiert. Er gab an, dass er damit überhaupt nicht gerechnet habe, denn er sei ja wegen des Berufes schon als Physiklehrer kein gläubiger Christ gewesen. In seinem Leben habe es immer Beweise für alles geben müssen. Nachdem Vera diesem Patienten die Grundsätze der kinesiologischen Testung erklärt hatte, musste er es als Wahrheit erfahren, dass Gott ihn liebt.

Das hatte die Einsicht zur Folge, es gibt einen Gott, der ist auch für jemanden da, der sich nicht gerade gläubig gezeigt hatte. Zudem testete auch „Ich bin frei von Schuld“ stark, d. h., die Selbstvorwürfe wegen des Zweifelns an Gott wurden überwunden.

Es waren diese zwei bedeutenden Sätze, die den Patienten zu einer psychischen Umkehr brachten. Die Depressionen waren wie weggeblasen, der Mann plante seine Heimreise, hatte Vorfreude auf die Autofahrt, kleidete sich in heiteren Farben und fand heraus, dass es außer dem fehlenden Geschmack auch noch andere wertvolle Empfindungen gab, die es zu erleben wert waren.

Beim Abschiedsgespräch bei Vera bat er noch um den Rat, was er tun solle, wenn alles wieder umkippen, er also rückfällig würde. Vera wusste, dass der Patient weit entfernt wohnte, sie konnte keine weiteren Treffen zu Therapien und Gesprächen vereinbaren. Etwas bestimmend sagte sie: „Erinnern Sie sich an unser Gespräch und den heutigen Tag, dann werden Sie immer wieder stark.“ Bis heute weiß Vera nicht, was aus diesem Mann geworden ist. Sie hat keinen Anruf bekommen. Wir haben den Patienten begleitet und sehen ihn etwas beschämt über diesen Bericht. Eine große Unterlassung wird er bemerken, wenn er diese Zeilen lesen kann. Sobald er einen Weg gefunden hat, wird er sich mit Vera in Verbindung setzen. Seit dieser Therapie in der Klinik in Bad Aibling hat er sein Leben neu überdacht und zu einer neuen Zufriedenheit gefunden. Wir können das bestätigen.

Beim Abschied von Vera sagte er: „Ich fange noch mal neu an." So war es auch, er hat neu zu leben begonnen und seiner Familie einen starken Trost gegeben.

Es war einer der ersten Fälle, die Vera auf „ihre Art" therapierte. Danach kamen viele andere, denn in der Krebsklinik findet man kaum einen Menschen, der nicht traumatisiert ist und bei dem keine psychischen Ursachen der Krebserkrankung zugrunde liegen.

Ein anderer bedeutender Fall war eine Dame, die beraten wurde aufgrund einer Dunkelfelduntersuchung ihres Blutes. Zu der kinesiologischen Testung war sie ebenfalls gekommen und es stellte sich heraus, dass ihrer Brustkrebserkrankung Probleme der Seele zugrunde lagen. Wegen Termindruck wurde die Entkopplung der Probleme auf ihre nächste Behandlung in der Klinik, ca. drei Wochen später, verschoben. Als die Dame sich wieder bei Vera vorstellte, waren die Probleme nicht mehr testbar per Kinesiologie. Es war für Vera ein Wunder und sie erkundigte sich, was denn geschehen sei in der Zwischenzeit. Die Dame erklärte, sie habe eine Fahrt nach Rom gemacht, dort habe sie viel gebetet und mit Gott gesprochen. Sie war fest überzeugt, Gott habe sie erhört und ihr bei der Überwindung ihrer Krankheit geholfen. Damit war eine Selbstheilung angeregt worden. Diese Frau hatte auch dem festen Glauben an Gott und seiner Hilfe nicht mehr vertraut. Die Wende kam in Rom durch eine tiefe Hinwendung. Dort wurde das Vertrauen in die Heilung begründet.

Es ist bekannt, dass die einfachen, sehr gläubigen Menschen oft viel gesünder sind als die modernen Menschen der Industriegesellschaft. Die naturverbundenen Menschen sind mit Gott im Einklang. Oft wenden sie sich an ihn. Ein tiefes Vertrauen liegt in ihrem Gemüt. Das ist ein Ideal, leider nicht mehr oft anzutreffen.

Die modernen Menschen haben oft den Kontakt zu Gott verloren. Sie brauchen daher einen Vermittler, der ihnen dabei hilft, die Brücke zu Gott wieder zu betreten. Alles, was die neue Therapie, die wir vorher beschrieben haben, ausmacht, ist ähnlich einer Brücke zu betrachten. Zum Erfolg führt das Betreten der Brücke nur, wenn sich der Patient mit Vertrauen auf die Begleitung durch den Therapeuten einlässt. Herrscht zwischen Patient und Therapeut dieses Vertrauen nicht, dann ist die Therapie nicht von Erfolg gekrönt.

Menschen wie Vera können die Brücke bilden, sie sind aber immer auf den Vertrauensbeweis des Patienten angewiesen. Es ist somit berechtigt, vor der Therapie die Frage zu stellen: „Ich bin bewusst und unbewusst mit der Therapie einverstanden." Damit wird die Vertrauensgrundlage getestet. Bei Verneinung bedarf es weiterer Vorgespräche und Klärungen, bis der Patient sich der Hilfe durch Gott und seine Helfer hingibt.

Liebe Vera, nun ist es gut für heute. Morgen sehen wir, ob es wieder Gelegenheit zum Schreiben gibt.

13. November 2006

Konflikte erkennen und lösen

Wir freuen uns sehr darüber, dass es schon wieder möglich ist zu schreiben. Wir möchten den Gedanken von gestern fortführen und Weiteres zu dem Vorausgegangenen berichten.

Eine wichtige Erkenntnis ist, dass allein die Aufarbeitung von traumatischen Geschehnissen wie bei der klassischen Psychotherapie oder auch bei dem modernen systemischen Stellen von Konstellationen noch keine Ablösung des seelischen Konfliktes bedeutet. Es sind verschiedene Wege möglich, die Traumata zu erkennen. Auch durch therapeutische Gespräche, Traumarbeit, systemisches Stellen, Hypnose oder per kinesiologischer Testung kann man Hinweise auf Belastungen im seelischen Bereich bekommen. Allein das Aufdecken ist noch nicht hilfreich. Eine Entwertung, d. h. so etwas wie die Entkopplung, sollte folgen. Dann ist der Patient sofort von den Konflikten befreit.

Vera konnte es für einen Patienten testen, als nach einer dritten systemischen Aufstellung die Probleme, die bereits in der ersten und zweiten Sitzung aufgetreten waren, dieses Mal wieder nicht überwunden waren. Als man nun die wiederholt aufgedeckten Probleme entkoppelt hatte, kam etwas Ruhe und Entspannung auf. Weitere Gespräche führten dann zu einer neuen Harmonisierung. Ein Druck, der unerträglich geworden war, konnte dem Patienten genommen werden.

Wir möchten alle therapeutisch tätigen Personen ermutigen, am Ende eines Gespräches die Sitzung mit der Entkopplung nach der vorher beschriebenen Art zu vollenden. Jeder Therapeut wird für sich erfreuliche Beobachtungen machen. Die Erfolge der Therapie lassen sich bald schon erkennen. Die Therapien brauchen nicht mehr so zähflüssig und langwierig zu sein. Wiederholte Besprechungen von Traumata können die Qual des Patienten auch noch verstärken, anstatt sie schnellstens zu eliminieren.

Wir hoffen auf den Mut vieler klassischer Psychotherapeuten, sich ebenfalls dieser Methode zu bedienen. Unsere Unterstützung finden sie gewiss. Menschen, die schon einmal diese Erleichterungen gespürt haben, werden den Therapeuten gern weiterempfehlen. Darum gibt es weiterhin genug zu tun.

Zur geistigen Freiheit

Nun möchte sich der Psychologe Dr. Karl Nowotny melden.

Hallo, Vera, ich bin Dr. Nowotny. Gut zu wissen, dass wir uns melden dürfen. Ich weiß, dass ich meine medialen Schriften recht ausführlich gehalten habe. Wir sind in diesem Werk angehalten, sehr wichtige Mitteilungen in kurzer Form zu vermitteln, da sie sonst nicht gelesen oder aufgenommen werden. Es ist mir ein Anliegen, noch auf einen wichtigen Punkt in meinen Schriften hinzuweisen.

Es ist die gesellschaftliche Bewertung des Menschen nach dem Stande bzw. Wohlstande. Wir haben bereits erwähnt, dass es Werte zu erstreben gilt, die man mit dem Äußeren nicht in Zusammenhang bringen kann. Es sind die Werte des Handelns und Tuns, das, was das Resultat einer Entscheidung ist. Jeder Mensch soll in der Lage sein, seine Entscheidungen selbst zu treffen. Abhängige Menschen befragen ihre Leitfiguren, die Erzieher, die Vorgesetzten oder Eltern. Darüber hinaus ist es aber immer stärker verbreitet, sich in Gruppierungen besonders zu Führungsqualität neigenden Mentalführern oder Meistern zu unterwerfen. Die mögliche Freiheit, die den Menschen in der Gesellschaft noch bleibt, die Freiheit im Geiste, im Denken, diese wird untergraben von diesen herrschsüchtigen Personen, die sich jedoch als Wohltäter darstellen. Es ist eine Freiheitsberaubung besonderer Art, die wir beobachten. Lasst es bitte nicht geschehen, dass solche sektenähnlichen Gruppierungen Mode werden. Zieht Euch zurück von diesen selbst ernannten Vorbildern. Es wird nicht gebilligt, was sie tun. Wir helfen jedem, der zu einer neuen Einsicht findet und einen Weg aus einer solchen Abhängigkeit heraus sucht. Wir geben gern Rat, wie man sich lösen kann, ohne verletzend zu sein oder sich schuldig zu fühlen.

Sobald die Lösung ehrlich gewünscht wird, sollte eine Entkopplungstherapie angestrebt werden. Wir können es spüren, ob die Person sich wirklich auf die eigene Person zurückbesinnen möchte und als einzigen Führer unseren Herrgott annimmt. Sobald diese Einsicht gegeben ist, ist eine Offenheit auch für unsere besondere Therapie hergestellt. Man wird bei Menschen, die sich Meistern oder Führern verbunden fühlen und dies auch bleiben möchten, keine erfolgreiche Entkopplungstherapie durchführen.

Bitte strebt wieder die Freiheit des Geistes an, die Euch zu kritischen, hilfsbereiten und wertvollen Gliedern der Gesellschaft macht. Es sollte immer die eine Verbindung in Eurem Sinne gepflegt werden, die zu Gott und seinen jenseitigen Helfern besteht. Mentale Verbindungen zu Geistführern, die auf der Erde leben, sind nicht wertvoll. Sie sollten überwunden werden. Eine doppelte Verbindung zu einem Geistführer auf der Erde und noch zusätzlich zu Gott ist kaum zu vereinbaren.

In diesem Sinne sollte noch einmal an die aktuellen Machtbestrebungen appelliert werden: Lasst den Menschen die freie Entscheidung, lasst ihnen die Möglichkeit der Entwicklung aufgrund von Erfahrungen, die sie selber machen und nicht abgenommen bekommen.

Vielen Dank, Vera, es soll nun genug für heute sein.

15. November 2006

Zu verschiedenen Patienten

Guten Tag, Vera! Es ist ganz fein, dass Du noch Zeit für unser Werk hast. Wir sehen, dass Du in den letzten Tagen große Sorgen hattest, als es um die Patientin ging, der man gesagt hatte, dass der durch die Operation entfernte Brusttumor bösartig sei. Es ist ganz anders, als es der Arzt zu der Patientin gesagt hat. Es ist ein gutartiger Tumor. Die Patientin fühlt sich von dem Arzt nun sehr geängstigt. Sie braucht nun Zuwendung und muss die Zeit bis zum wirklichen Laborresultat mit Aktivitäten überbrücken. Sie kommt gern zu Dir, weil sie Vertrauen in Deine Arbeit hat. Wir möchten, dass Du bei ihrem Besuch noch einmal die Testungen machst, denn diese Bestätigung ist wichtig. Eine Entkopplung wäre gut wegen der Aussage des Arztes. Es soll dann am Montag bald alles geklärt sein und es kommt zu einer großen und heftigen Auseinandersetzung in der Klinik. Die Patientin hat damit viel zusätzliche Erfahrung, um die Testungen weiter zu unterstützen.

Vera: „Ein gutes Werk habt Ihr, die jenseitigen Ärzte, getan mit der jungen Frau Marianne G. Sie ist von allen Blockaden der Jugend befreit, die sie so ängstlich gemacht haben."

Cristina: „Es ist ein Freude für den Vater, jetzt auf seine Familie zu schauen. Er möchte sich bedanken und grüßt Dich ganz herzlich."

Vera: „Ich freue mich auch, weil ich schon gute Meldungen

von der Schwester Petra bekommen habe. Liebe Grüße an den Vater der Familie. Es wurde gern getan!"

Ein anderer Fall ist gut zu beobachten: Es ist der Junge, der gestern mit der Mutter bei Dir war, weil er noch immer in der Nacht eingenässt hat. Die Therapie ist gut gewesen, Seppi kann jetzt besser in der Schule aufpassen, weil er weiß, dass man es ihm zutraut. Die Mutter ist sehr glücklich. Du wirst noch von ihr hören.

Sie hat recht, es gibt viele Kinder, die mit diesem Problem leben und es immer wieder versuchen zu verstehen. Viele solche Kinder leiden unter Ängsten wie auch Seppi. Wir sehen, dass sie sich trotz des schamvollen Themas bei Dir öffnen und geborgen fühlen. Bitte mach diese Therapien weiter so wie bisher.

Nun geht es noch um den Fall von Deinem lieben neurologisch erkrankten Patienten. Wir sehen, dass er sein Leben nun nicht mehr aufgibt. Er tut etwas, das ihm geraten wird, und freut sich, dass es Menschen gibt, die mit ihm empfinden und noch therapeutische Wege suchen. Insgesamt geht es ganz gut, er braucht noch mehr Muskeltraining, das solltest Du noch empfehlen.

Ja, die Therapien in Deiner Praxis sollten ab und zu wiederholt werden. Es reicht eine lockere therapeutische Begleitung Deinerseits aus.

Wenn es jetzt recht ist, dann schreiben wir noch einen Abschnitt zu unserem Buch.

Vera: „Ja, ich bin bereit."

Ängste vor Strafen Gottes

Wiederholt konnten wir beobachten, dass wir mal wenig und mal mehr Energie aufwenden müssen, um eine Therapie erfolgreich zu vollenden. Du musstest es erst in einem einzigen Fall, der gerade nachzubehandeln war, feststellen, dass es Menschen gibt, die durch andere geistige Beeinflussungen für eine göttliche Heilung versperrt sind. So etwas gibt es tatsächlich. Man hat versucht, sie abhängig zu machen, ihnen Symbole oder Energien angehaftet, die sie für andere Energieeinflüsse blockierten. Es kommt zum Glück relativ selten vor, aber es sind oft Menschen betroffen, die ständig auf der Suche nach Erlösung sind. Sie gehen zu vielen Therapeuten in der Hoffnung, jemand kann die Probleme überwinden. Selbst kommen sie nicht aus der Abhängigkeit heraus.

Wir hatten es bei Herrn H. aus P. sehr schwer, Heilenergie fließen zu lassen. Die fremde Energie hat ihn so haltlos gemacht, dass er auch im Glauben keinen rechten Trost und keine Hilfe mehr fand. Die Zweifel am Glauben haben ihm aber wiederum Ängste vor Bestrafung durch Fegefeuer und Hölle gemacht. Seine Gedanken kreisen ständig um diese Themen.

Er hält an seinem Glauben an die Hölle fest, weil er die Zweifel durch Bestrafung überwinden will. Du hast es gut erklärt, dass alle Menschen von Gott geliebt werden, und er ihm ein gutes Leben gönnt. So etwas hat ihm noch niemand gesagt. Er bezweifelt, dass Gott es gut mit ihm meint. Es bleibt nun zu hoffen, dass er sein Vertrauen in Gott und in die heilende Kraft wiedergewinnt. Du hast es gut gemacht, auch seinen Schlafplatz und sein Haus von den Energien fremder Art zu entkoppeln.

Es war eine neue große Arbeit. Sei bitte weiter stark, dass wir hinter Dir stehen und Dich auch stets vor unguten Energien schützen.

Vera, es möchte sich noch jemand melden, den Du gut kanntest. Er ist hier bei uns ein guter Geist, es ist Dein Opa Emil.

„Ja, ich freue mich so, dass ich Dich sprechen kann. Uns geht es hier ganz gut. Oma ist oft bei mir, sie weiß, dass die Eltern noch oft an uns denken, und sie hat schon gesehen, dass Vater das Grab pflegt. Wir freuen uns, dass wir nicht vergessen wurden. Hier sind nun schon viele Verwandte zusammengekommen. Sie freuen sich sehr, dass Du diese große Arbeit für die Ärzte im Jenseits machst. Wir möchten auch helfen, dass es nicht mehr so viel Angst vor dem Sterben gibt. Sag es, so oft Du Gelegenheit findest, dass es uns hier gut geht. Vieles wird im Leben falsch gesehen. Wir haben hier Freude und Liebe, es ist nicht dunkel, sondern hell, so wie es angenehm ist. Die neue Wahrheit über den Tod sollen bald alle Menschen kennen, dann ist es im Alter nicht so traurig, an das Sterben zu kommen. Wir haben es gut."

Vera: „Danke, lieber Opa, dass Du Dich gemeldet hast. Ich war ganz aufgeregt. Nun bin ich getröstet, ich werde es in der Familie so bald wie möglich erzählen."

Cristina: „Gut, Vera! Es war für Deinen Opa schon lange wichtig, es zu sagen. Nun ist er ganz froh, denn er sieht die Ängste der noch lebenden Verwandten.

Wir würden nun lieber erst morgen weiterschreiben, da es sonst für Dich zu viel wird. Also bis bald!"

23. November 2006

Geistige Behinderung

Gut, Vera, Wir starten jetzt mit einem neuen Abschnitt.

Es ist eine Aussage von einem großen Arzt, der sich mit geistig behinderten Menschen befasst hat. Menschen mit einer geistigen Behinderung sind nicht in der Lage, für sich selbst zu sorgen oder zu entscheiden, was sie wollen. Es muss immer Bezugspersonen geben, die ihnen helfen. Hier ist eine große Verantwortung der betreuenden Menschen gefragt. Oft sind sie überlastet mit der ständigen Notwendigkeit ihrer Hilfe für einen Angehörigen. Dieses Leben ist nicht leicht. „Warum ist es so in meinem Leben?", fragen sie sich oft. Es ist leider nur schwer zu verstehen, dass es eine besondere und sinnvolle Aufgabe der Bezugspersonen sein soll. Es ist aber von Gott so gewollt, dass solche Situationen auch dem geistigen Fortschritt dienen.

Die Behinderten machen auf ihre Weise Lernschritte in der Seele. Sie empfangen die Hilfe und Liebe, die sie möglicherweise zu früherer Zeit einmal geben durften. Die Helfenden haben eventuell schon in früheren Inkarnationen die Hilfe anderer Menschen erfahren dürfen. Dieser Wechsel zwischen Geben und Nehmen ist auch eine Lernaufgabe für die Seelen. Die Personen, die von solchen Lebenssituationen betroffen sind, sollten nicht an der Liebe und Güte Gottes zweifeln. Dadurch wird es ihnen noch schwerer, die Aufgaben zu erfüllen. Sehen sie ihr Leben durch ein behindertes Kind stark beeinträchtigt, dann sollten sie sich bitte erinnern, dass dieses Leben nur eines von vielen ist, die zu der Entwicklung ihrer Persönlichkeit anstehen. Die Verzweiflung ist nur dann zu verstehen, wenn man annimmt, nur ein Leben zu haben, und dieses dann auf eine Art und Weise leben soll, bei der man stark eingeschränkt ist. Diese Einschränkung ist nicht wiederkehrend in weiteren Leben. Dieses sollte stets ein Trost sein.

Eltern und andere Familienmitglieder tragen eine große Verantwortung für die Behinderten. Die Gesellschaft ist hier auch gefordert, durch Einrichtungen und Unterstützungen die Betroffenen zu entlasten. So ist auch bei anderen Mitgliedern der Gesellschaft wieder ein Lernen möglich. Jede soziale Arbeit ist zu sehen als Lernschritt der Seele. Berufe mit diesen Möglichkeiten des sozialen Engagements sind nicht nur ein Weg, um Geld für das eigene Leben zu verdienen. Es sind auch Wege gezeigt, seelisch zu reifen. Viele Berufe haben diese Komponente vordergründig nicht. Es ist aber in jedem Beruf möglich, durch soziales Verhalten die Gesellschaft zu verändern und die eigene Seele in dem Bestreben zu Vervollkommnung zu entwickeln.

Würdevoller Umgang mit den Mitmenschen ist ein ganz wesentlicher Beitrag auf diesem Weg. Hilfe leistende Menschen stehen in der Gemeinschaft als große Vorbilder für ein solches Verhalten zur Verfügung. Die Angehörigen von Behinderten sollten auch sehen, dass sie eine Vorbildfunktion für alle Menschen geben und besonders für diejenigen, die unbeschwert und ohne Engagement dahinleben. So betrachtet, ist es doch viel leichter, die Aufgaben des Lebens zu tragen.

Mit diesem Beitrag sollte es deutlich werden, dass es von Gott gewünscht ist, Dienste am Menschen zu übernehmen. Um die Menschen wach zu halten, sind auch extreme Bedingungen oftmals notwendig. Niemals ist es als Strafe oder Fluch anzusehen, wenn eine Familie von Behinderung betroffen ist. Gott liebt gerade diese Menschen, die als Vorbilder dienen sollen.

Es ist nun gut, wir kommen bald wieder.

3. Dezember 2006

Die mediale Arbeit und die Gesellschaft

Hallo, Vera, wir begrüßen Dich. Nun soll noch ein Abschnitt für das Werk diktiert werden:

Zurzeit sind einige Ärzte damit beschäftigt, Deine Energie zu regulieren, weil wir sehen, dass es Dir nicht immer ganz gut geht. Es ist viel in Deinen Gedanken, was Dich sehr beschäftigt. Mach Dir weniger Gedanken bei solchen Dingen, die Du schon mit uns geregelt hast. Wir achten auf Deine Schützlinge, zu denen auch Deine Eltern gehören. Sie werden von uns gestärkt und begleitet. Wir helfen, dass auch sie die Gedanken an die alten Schicksalsschläge überwinden und noch Freude an aktuellen Ereignissen finden.

So, nun soll es weiter mit Gedanken und Meinungen von uns jenseitigen Ärzten zu dem Thema über mediale Schriften gehen. Es gibt etliche Menschen, die so wie Du Informationen von verstorbenen Seelen oder von Engeln empfangen und niederschreiben können. Nur wenige haben den Mut, es öffentlich zu sagen. Sie haben große Sorge, als Spinner dazustehen. Die Gesellschaft hat es bisher auch mit Menschen dieser Fähigkeiten nicht sehr gut gemeint. Sie wurden verlacht, verspottet oder als geistesgestört eingestuft. Wir haben daher auch sehr genau die Gespräche mit Euren Freunden angehört und den Konflikt, in dem Du Dich befindest, verstanden. Die Freunde haben Dir dazu geraten, dieses Werk unter einem Pseudonym und nicht unter Deinem eigenen Namen zu veröffentlichen. Sie meinen es gut mit Dir, weil sie die Gesellschaft so einschätzen, dass sie glauben, Du würdest angegriffen und dadurch persönlich leiden. Sie haben völlig recht, dass es noch sehr viel Böses gibt, Neid und Missgunst wird es geben. Wir Ärzte im Rat der jenseitigen Mediziner haben uns lange darüber beraten, was für Dich und auch für uns die bessere Lösung wäre. Wir sind zu dem Schluss gekommen, dass es die ehrlichere und bessere Lösung ist, ganz offen zu den Themen Stellung zu beziehen. Da Du ja auch unsere Meinung vertrittst, kannst Du sie auch ruhig unter Deinem Namen der Öffentlichkeit bekannt geben. Wir haben schon vorgesorgt, dass es niemandem möglich ist, Deine Aussagen in Zweifel zu ziehen. Sollte es Angriffe geben, so werden es die Personen bald erfahren, dass es mit dem in diesem Werk Geschriebenen seine Richtigkeit hat, und sie werden mit dieser Einsicht auf Dich zukommen.

Wir möchten, dass die Erfahrungen, die Dir berichtet werden, auch in diesem Buch niedergeschrieben werden. Der Dialog mit uns wird nicht enden, solange Du lebst. Wir wissen, dass Du auch hier gern mit uns arbeiten wirst. Es ist aber noch zu früh, Dich auf das Jenseits zu freuen, denn wir brauchen Dich dort an Deinem Platz, um den Dialog über die Fragen des Lebens aufrechtzuerhalten. Bitte besprich diese Nachricht mit den Freunden und sage ihnen, dass auch sie unseren Schutz haben. Wir danken ihnen, dass sie Dir Kraft geben.

Die kinesiologischen Testungen sind für Dich die große Hilfe, auch den Zweiflern die Richtigkeit Deiner Aussagen zu demonstrieren. Das Naturgesetz: „Die willkürliche Muskelreaktion ist bei Stress nicht möglich“, trifft auch dann zu, wenn eine Person eine unwahre Aussage macht, die mit den Gesetzen des Universums nicht in Einklang steht. In diesem Fall reagiert der

Betreffende mit schwachem Muskel, weil er die universellen Gesetze als Information in sich trägt. Sie sind ihm aber nicht immer bewusst.

Ja, es sollte mit diesen Freunden der Versuch gemacht werden, ob dieses Werk mit den universellen Gesetzen in Einklang steht. Bitte mach mit ihnen diesen kinesiologischen Test, wenn Ihr zusammenkommt. Auch ohne das Werk gelesen zu haben, werden sie spüren, ob es wertvoll ist oder (auf bayrisch) *„a Schmarrn"*. Wir werden die Ergebnisse dann auch hier niederschreiben. Auch die Frage nach dem Sinn, unter einem Pseudonym (zu schreiben oder unter eigenem Namen, kannst Du für Dich selbst per Bauchgefühl oder per kinesiologischem Test herausfinden. Die Entscheidung liegt bei Dir.

Vera: „Gut, mein Bauchgefühl hat sich gegen ein Pseudonym gemeldet. Den kinesiologischen Test werde ich mit vertrauten Menschen durchführen. Damit kann ich die Entscheidung sicher treffen."

Gut, so haben wir es gedacht, denn es wird allein Deine Entscheidung bleiben.

Das war für heute genug. Wir wünschen noch einen schönen Abend.

5. Dezember 2006

Vera: „Hallo, Cristina, ich würde gern die ruhige Zeit nutzen, um etwas von den jenseitigen Ärzten zu schreiben."

Was die Erinnerung an Verstorbene bewirken kann

Wir sind schon da, es ist ganz recht, weil wir schon etwas vorbereitet haben. Es soll ganz allgemein noch einmal etwas klargestellt werden, was die Menschen auf der Erde nicht richtig einschätzen können. Es ist die Bewertung von medialen Einstellungen unter den heilenden und helfenden Menschen. Sie sind alle geführt durch die geistige Welt, aber nicht alle möchten das sehen und zugeben. Sie verharren in der strikten Trennung von diesseits und jenseits des Todes. Es gibt aber eine solche Trennung nicht. Alle Menschen sind umgeben von den bereits Verstorbenen. Es können Angehörige sein oder auch andere. Wir mögen es sehr gern, wenn man an uns denkt. Sich nicht vergessen zu fühlen ist so viel erhebender, als ohne die Gedanken der Lieben zu sein. Alle Verstorbenen möchten wahrgenommen werden, doch es ist ihnen nicht erlaubt, sich zu zeigen. Das würde die lebenden Menschen zu sehr irritieren oder gar ängstigen.

Bei besonderen Menschen gibt es schon mal eine Figur in Stein oder Bronze, sie bewirkt dann die Erinnerung an diese Person. Bei normalen Verstorbenen ist es der Grabstein, der an sie noch erinnert. Darum treffen sich die Familien an den Gräbern, um an die Toten zu denken. Leider ist es ein wenig schöner Ort und die Seelen der Verstorbenen mögen es nicht, weil dort zu viel geweint wird. Sie mögen viel lieber die Erinnerung an sie im normalen Leben. Das kann in ihrer Wohnstätte oder irgendwo bei einer Andacht sein. Es muss nicht immer nur am Grab besonders geschehen.

Zur Bestattung

Eine Bestattung ist ja gewünscht, bedeutet aber nichts für den Gegangenen. Die Form ist ganz gleich, da der Körper von der Seele verlassen wurde. Somit sollte eine Trauerfeier im Mittelpunkt stehen. Wir möchten allen noch lebenden Menschen damit schon die Sorge nehmen über den Aufwand beim Begräbnis. Es hilft der Seele keine Art der Bestattung weiter als eine andere Version. Allein eine gute feierliche Ansprache ist von Bedeutung. Wir mögen es, wenn sich die Familie und Freunde anschließend treffen und noch etwas austauschen. Diese Harmonie wird sehr geschätzt. Die Verstorbenen sind gern unter den Trauergästen, wenn alle beisammen sind. Es sollte nichts Böses gesprochen werden. Mit dem Tod betrachtet ein menschlicher Geist die Situationen des Lebens ganz anders. Es wird nach Harmonie und Ausgleich gesucht. Die Fehler des Lebens werden nicht so gern gesehen. Mit dem Sterben wird eine völlig neue Perspektive eingenommen auf die Probleme des Lebens. Ja, so mancher bedauert, dass er diese neue Betrachtungsweise nicht schon früher verstanden hat.

Die medialen Schriften der jenseitigen Ärzte

Diese Art von Mitteilung über mediale Schriften ist die einzige und seriöseste, die für uns jenseitigen Ärzte im Moment praktikabel ist. Ein geschriebenes Wort kann später wieder nachgelesen werden und nicht wie gesprochene Worte möglicherweise falsch weitererzählt werden. Es sollte daher mit diesen Zeilen ein Dialog entstehen, um den Menschen der Erde die Chance zu geben, viele Irrtümer abzulegen. Es wäre sehr schön, wenn diese Bücher – ja, es sollen noch weitere geschrieben werden – so zahlreich wie möglich erscheinen würden. Wir helfen von hier, dass es den würdigen Lauf der Verbreitung dieser Botschaften nimmt. Sobald alles initiiert ist, wird es dann unseren Helfern auf der Erde, Vera, Theo und ihren Freunden, leichterfallen, die Arbeit ungestört fortzusetzen.

Wirkung der Therapie auf Leben und Tod

Es gibt noch einige wichtige Aussagen in diesem Werk, dann ist es aber schon bald gut. Sofern wir damit gerechnet haben, sind auch die Patienten etwas neugierig, wie es dann therapeutisch weitergehen soll. Nur wenige brauchen mehr als zwei bis drei Termine. Die Mehrzahl wird durch die Therapie in eine Heilphase versetzt, die ganz selbstständig weiterwirkt. Der Heilimpuls ist nie zu wiederholen. Nur neue Traumata bleiben zu beheben, das erste Klopfen wird nicht wieder geschwächt. Eine tiefe Entspannung des Patienten soll die Folge sein, ein Loslassen aller Probleme, auf die er bis zum ersten Klopfen schauen kann.

Nun schließt sich wieder der Kreis. Wir möchten darauf hinweisen, dass die Menschen, die schon zu Lebzeiten die Probleme entkräftet haben und sie mit therapeutischer Hilfe losgelassen haben, einen besseren Start ins Jenseits haben werden. Dort haben sie dann den Blick auf das versprochene Licht zu richten. Ungelöste Konflikte lassen den Sterbenden schwer loslassen vom Leben. Jede Seele, die befreit wurde, kann sich neuen Aufgaben – auch im Jenseits – besser stellen. Die Sehnsucht nach Harmonie wird so schneller erfüllbar, alte Muster wirken nicht blockierend. Wie aus diesem Abschnitt zu ersehen ist, bedeutet die neue Therapie der jenseitigen Ärzte eine Hilfe für das Leben und auch für den Tod. Es ist eine Art humaner Sterbehilfe, ohne den Zeitpunkt des Todes zu beeinflussen. Diesen Zeitpunkt bestimmt allein Gott.

So haben wir für Kinder wie auch Erwachsene und ältere Menschen eine Hilfe für die Seele entwickelt. Frei von Ängsten sein heißt eben auch frei von Ängsten vor dem Jenseits. Hier gibt es so viele Freunde der Menschen, niemand sollte sich vor dieser Welt fürchten. Alle bereits Verstorbenen werden es begrüßen, wenn ihre Angehörigen dieses Werk lesen und so zu innerer Ruhe und Zuversicht gelangen. Sie lassen sagen: „Bitte vergesst uns nicht, leidet nicht, jammert nicht, eigentlich sind wir vereint, auch wenn Ihr uns über die normalen Sinneskräfte nicht wahrnehmen könnt. Es tut uns gut, wenn Ihr über diese Zusammenhänge Bescheid wisst."

Somit, liebe Vera, sind wir für heute gut vorangekommen. Lass es Dir noch gut gehen heute.

6. Dezember 2006

Vera: „Liebe Engel, ich möchte so gern mit Euch weiterschreiben."

Eine Seele, die Sterbehilfe bekam

Schön, dass Du da bist für uns. Es wird jetzt ein großer Brief folgen von der Patientin, die damals von Dr. Hackethal die Hilfe zum Sterben gewünscht hat. Sie möchte zu der von Dr. Hackethal gemachten Aussage am Anfang des Werkes Stellung nehmen.

Ja, guten Abend, hier ist Gusti. Ich habe damals eine schwere Krankheit gehabt. Es war mein Gesicht ganz betroffen von vielen Operationen. Es war schwer zu sprechen und zu essen. Auch die Augen waren nicht mehr gut. Ich hatte wenig Freude am Leben, und so habe ich mir den Tod herbeigesehnt. Es gab für mich viel Trost bei Dr. Hackethal, er hat mich nicht allein gelassen während des Sterbens. Als ich einschlief, war er eine große Erleichterung. Das Leiden war so groß, dass ich nicht warten wollte, bis Gott es geschehen lassen würde. Es gab aber dann hier im Jenseits eine Zeit der Selbstvorwürfe, warum ich es so gewollt hatte. Seit dem Sterben weiß ich auch, dass die Tage und Stunden des Abschiednehmens wichtig sind. So habe ich etwas umgangen, was zu meinem Leben gehört hätte. Wir haben es hier besprochen, was es war, was noch zu sehen und zu spüren war. Es ist heute meine Einsicht, dass man es durchstehen muss, weil es der von Gott gewollte Abschluss des Lebens ist. Wir haben alle einen besonderen Lebensplan zu erfüllen. Meiner war nicht ganz im Sinne Gottes erfüllt.

Mein lieber Dr. Hackethal hat es gut gemeint, so wie er es sah, mit meinem Leiden. Wir haben uns sehr gefreut, als er zu uns kam und wir mit ihm alles besprechen konnten. Seid nicht mehr traurig, dass es so gekommen ist. Auch unsere Erfahrungen sollen nun die Menschen lehren, es besser zu machen. Oft wollen wir solche Sterbehilfe verhindern, aber es wird noch oft durchgeführt von medizinischen Mitarbeitern an Krankenhäusern. Sind Menschen so krank, wie ich es war, dann dürfen sie nur um die jenseitige Sterbehilfe bitten, d. h. die Lösung ihrer Probleme von der Seele, damit sie frei wird zu gehen. Eine solche Bitte kann erhört werden und schon bald ein sanfter Tod eintreten. Seid mutig, diesen Weg zu gehen. Diese Version zu sterben ist eine gute Möglichkeit, die Hilfe hier im Jenseits schnell zu begreifen und auch den richtigen Weg ins Licht zu finden. So möchte ich meinen Beitrag beenden. Ich habe noch ganz besonderes von Dr. Julius Hackethal zu grüßen.

Ja, liebe Vera, das war gut so für heute. Wir haben noch einen Patienten, der sich aber später melden wird.

7. Dezember 2006

Umgang mit Embryonen

Ja, wir haben hier einen Beitrag zusammengefasst, der allen jenseitigen Ärzten sehr am Herzen liegt. Wir sehen die Tendenz bei der Schulmedizin, dass es noch mehr Versuche mit Embryonen geben soll als bisher. Die noch nicht geborenen, aber schon entstandenen Kinder stehen unter einem besonderen Schutz des Himmels. Sie haben eine Beziehung zu einer Seele, die den Körper einmal bewohnen möchte nach der Geburt. Die Beziehung zu diesen Seelen ist auch zu achten. Eine Seele findet zwar zurück ins jenseitige Reich, wenn es nicht zu einer Ausreifung und Geburt kommt, aber sie ist traurig, wenn sie nicht erwünscht ist. Sie möchte bald schon wieder eine Elternsituation finden, zu der sie erwünscht ist. Es wäre an der Zeit, dieses zu sehen und auch zu verstehen, denn es ist schon eine Verletzung der Seele, wenn sie ohne Achtung bleibt. Die Menschen, die mit solchen kleinen Embryonen umgehen, sollten die Seelen bitten, nicht traurig zu sein, wenn dieser Weg abgebrochen wird. Man kann ihnen wünschen, bald wieder eine Situation zu finden, in der sie willkommen sind.

Es gibt hier Betreuer für die Kinderseelen, wenn sie zurückkommen. Es ist eine große Aufgabe, sie zu ermutigen auf eine neue Zuversicht.

Lasst es nicht einfach nur hier verarbeiten, sondern richtet es ein, dass die Seelen würdig verabschiedet werden. Ein ernstes, inniges Gebet und die Bitte um Verständnis sollten möglich sein. Dann ist eine Harmonie zu der Seele bald wieder hergestellt. Diese bietet eine neue Energie für die Seele und auch für die Ärzte und Laboranten, die diese Forschung mit Embryonen vollziehen. Es wird so zu besseren Ergebnissen kommen bei Verwendung des Materials von Zellen.

Wir danken allen, die sich um diese Gebete bemühen und sich diese Zeilen zu Herzen nehmen. Wir jenseitigen Ärzte sind hier als Beistand der Seelen noch ungeborener Kinder zu sehen. Unter uns sind auch Gynäkologen und forschende Wissenschaftler. Eine Forschung wird nicht abgelehnt. Es soll nur nicht vergessen werden, die irritierten Seelen zu beruhigen. So haben wir es gemeint. Vielen Dank.

Schwangerschaft und Geburt

Eine weitere Aussage möchte hier der Arzt Thomas Faller machen. Er ist als Geburtshelfer tätig gewesen. Ihm ist aufgefallen, dass es sehr unterschiedliche Geburten gibt, friedvolle, leidvolle, leichte, schwere oder spontane Geburten. Daher ist es nicht immer nur die biologische Situation der Mutter, die Anatomie im Besonderen, die zu den Unterschieden führt. Es ist die Seele des Kindes, die für den Ablauf der Geburt mitverantwortlich ist. Hat die Seele Freude zu kommen, dann ist es spürbar leichter. Ist es nach den Eindrücken während der Schwangerschaft für eine Seele noch nicht sicher, ob sie dieses sich anbahnende Leben mag, dann kann es zu zögerlichen Geburten kommen. Auch Verschlingungen in der Nabelschnur können so entstehen, dass die Geburt hinausgezögert wird. Eine Seele hat bis zuletzt die Rückzugsmöglichkeit. Ist die Geburt einmal überstanden, dann wird die Entscheidung überwiegen: Ich will leben.

Aber auch die kleinen Kinder sehen ihre Eltern, ob sie mit der Situation fertig werden. Als Kleinkind ist noch ein Hauch von Erinnerung wach, wie schön die Schwangerschaft war oder die Zeit im Jenseits. Rückzug zum Frieden des Himmels kann durch plötzlichen Kindestod oder auch durch Krankheit erreicht werden. Je älter ein Kind wird, desto stärker wird der Überlebenswille.

Wir sind davon überzeugt, dass es von Wichtigkeit ist, dass die schwangere Frau viel Freude hat, Vorfreude auf das Kind, und es mit Liebe begleitet. So sorgen Zerwürfnisse mit Mitmenschen für Stress bei der Mutter, das Kind leidet mit und könnte den Rückzug erwägen.

Die Seele möchte bei allen Familienmitgliedern willkommen sein. Sagt die Seele trotz Ablehnung „Ja" zum Leben, dann ist es ein ganz besonderes Aufgabenfeld, was sie sich ausgesucht hat. Sie möchte die Schwierigkeiten überwinden und zeigen: Ich schaffe es. So möchte sie auch gesehen werden. Eine Art Mitleid ist unangebracht, weil das schwächend wirkt. Unterstützende Worte wie „Du schaffst es!", „Wir brauchen Dich!", „Bleib bei uns!", „Du bist willkommen!" sind Aussagen, die die Seele ermutigen, weiter dem Leben zugewandt zu bleiben. Schon früh beginnt die Sensibilität des neu entstandenen Lebens. Die Eltern sollten schon so früh wie möglich mit dem Kind im Bauch der Mutter sprechen.

Das war in Kürze etwas zu der vorgeburtlichen Lage und zu den Auswirkungen auf die Geburt. Auch die Ärzte können zur Überwindung der vorgeburtlichen Probleme mit einer Entkopplungstherapie helfen. Mutter und Kind können danach entspannt die Geburt erfahren. Wir haben beobachtet, dass in Veras Praxis eine schwangere Frau mit vielen Problemen war. Die Therapie haben wir begleitet. Die Probleme sind überwunden. Vera konnte schon kurz nach der Therapie testen: „Ich sehe der Geburt gelassen entgegen", „Mein Kind wird sich normal entwickeln."

Diese Zuversicht bestand vor der Therapie nicht. Nun ist sie erreicht. Wir werden auch bei der Geburt sehen, ob noch zu helfen ist, aber zurzeit sieht es gut aus für eine komplikationsfreie Entbindung.

Vielen Dank, Vera, ich verabschiede mich.

8. Dezember 2006

Energie für alle Therapeuten und Ärzte

So, nun sind wir bereit, weitere Informationen zu der Zusammenarbeit mit uns zu geben. Wir können es schaffen, wenn sich alle Therapeuten der Erde mit uns verbinden würden. Hier gibt es sehr viele Mediziner, die von der jetzigen Position aus sehen, was zu ändern und zu verbessern wäre in der Medizin der lebenden Menschen. Wir würden genügend Kraft spenden können für alle Therapeuten der Erde. Darum ist etwa der Gedanke zu verwerfen, es würde uns zu viel, wenn sich mehr und mehr Ärzte und Therapeuten der Energie von uns bedienen. Die Patienten werden schon bald erfahren, wer diese Verbindung aufgreift, um damit zu mehr Heilerfolg zu gelangen. Die Therapeuten brauchen sich nicht mit einem bestimmten verstorbenen Arzt zu verbinden. Es ist ausreichend, die jenseitigen Ärzte allgemein um Unterstützung zu bitten. Es wurde schon gesagt, dass wir uns nur als Helfer einbringen dürfen, wenn wir darum auch ausdrücklich gebeten werden. Die Bitte um unseren Beistand hat nicht laut oder heimlich zu erfolgen. Es genügt die Verbindung des Therapeuten in seinen Gedanken zum rechten Zeitpunkt. Die Leichtigkeit, dieses im Alltag eines Therapeuten einzubringen, wird sich bald schon einstellen.

Auch Vera war im Anfang in Gedanken ganz angestrengt bei der Arbeit. Sie hatte noch Zweifel an der Wirksamkeit zu überwinden. Nachdem ihr einige Male gesagt wurde, dass sie ganz locker sein darf, hat sie es mit mehr Leichtigkeit versucht.

Das Resultat war genauso zu erzielen wie vorher. Also, es bedarf nicht noch größerer Energieaufwendung der Therapeuten, sondern die Unterstützung durch uns hilft, dass die Therapeuten ihre Energie schonen können. Die Arbeit macht so viel Freude und es bleibt noch eigene Energie, um das Leben zu genießen. So sollte es sein. Therapeuten, die sich für die Patienten opfern, können nur begrenzt heilend helfen. Sie verzehren ihre Lebenskraft, werden leichter krank.

Ja, Vera hat es schon einige Male ihren Freunden gesagt: „Bei der Arbeit geht es mir sehr gut. Es macht mir nichts aus, diese energetische Therapie weiterzugeben, und ich fühle mich anschließend glücklich, wie auch die Patienten, die die Erleichterung oft spontan spüren dürfen."

Dieses Resultat ist vom Jenseits oder Universum, wie es manche nennen, gewünscht. Wir wünschen uns nicht nur gesündere Patienten, sondern auch gesundheitlich stabilisierte Therapeuten.

Mit jeder Therapie für einen Patienten wird auch die Strahlentherapie der jenseitigen Ärzte ein wenig vom Therapeuten aufgenommen. Die Therapeuten gehen mit den Patienten oft sehr stark in Resonanz, daher brauchen auch sie die ausgleichende heilende Energie wie der Patient auch. Das ist das Schöne an dieser Therapie, dass danach der Therapeut nicht in die Erschöpfung fällt, weil er die Probleme des Patienten aufgenommen hat, sondern dass er durch die Verbindung mit uns durch den Strahl ebenso wieder die Befreiung von diesen Problemen erfährt. Es ist den jenseitigen Ärzten ein großes Bedürfnis, den Kollegen auf der Erde beizustehen.

Mein Aufruf also: „Nehmt diese gezielte, erlösende Energie in Anspruch ohne Bedenken, etwas Ungutes zu tun. Vergesst nicht: Auch wir freuen uns, noch einen Beitrag zur Verbesserung der Lebensqualität leisten zu dürfen. Ihr macht uns jenseitige Ärzte glücklich, wenn wir einbezogen werden."

Allen, die sich schon bald darauf einlassen und sich für die Hilfe der jenseitigen Ärzte öffnen, möchten wir schon jetzt danken.

23. Dezember 2006

Weihnachten

Vera: „Meine lieben jenseitigen Ärzte und Helfer, ich bin in freudiger weihnachtlicher Stimmung. Vieles ist in den letzten Monaten dank Eurer Hilfe so gut gelaufen. Ich möchte Euch für alles Gute und für Eure Liebe danken! Dort, wo Ihr seid, ist es doch auch weihnachtlich und ich wünsche Euch die Freude, den Frieden und die Zuversicht, die uns dieses Fest geben soll. Ich habe noch Zeit, wenn Ihr etwas schreiben mögt."

„Ja, wir haben es vernommen, was Du sagen möchtest. Es ist sehr schön, dass wir noch in Ruhe etwas mitteilen dürfen. Wir hatten Cristina schon gebeten, diese Zeit einzurichten. Sie hat dafür gesorgt, dass es bei Deinem Einkaufen recht zügig ging. Deine Wohnung ist sehr gut für den Besuch vorbereitet. Nun möchten wir noch etwas zum Weihnachtsfest allgemein sagen."

Viele Menschen haben gerade in den letzten Tagen und Wochen Angehörige verloren. Sie sind besonders traurig, wenn ein Fest ansteht und sie den lieben Menschen nicht mehr um sich haben. Gerade aber an festlichen Tagen gehen die Verstorbenen zu den Familien und besuchen sie. Sie nehmen teil an der Feier und freuen sich, wenn über sie gesprochen wird. Traurigkeit mögen sie nicht. Keine verstorbene Seele möchte die lieben Angehörigen weinen sehen. Sie möchten sich zeigen und sagen, dass es gut ist im Jenseits, aber das ist nicht gewollt. Daher nehmt diese Botschaft auf und tröstet die Hinterbliebenen, die noch starke Trauer empfinden!

Wir haben gerade vor einigen Tagen in Veras Praxis eine Trauerarbeit begleitet. Ein junges Ehepaar mit drei kleinen Kindern war gekommen, weil Veras Freundin es gut gespürt hatte, dass der Tod des Großvaters ein Trauma für die ganze Familie war. Noch kurz vor Weihnachten sollten die abschließenden Trauerfeierlichkeiten geschehen. Die Mutter hatte ihren Vater recht früh verloren, die Kinder ihren Opa. Es war gut, dass es in der Praxis zuerst zu der Unterhaltung kam über das Leben der Seele schon vor der Geburt und dann auch nach dem Tod. Die Kinder nahmen es auf und lauschten gespannt. Danach wurde eine Therapie durchgeführt, bei der das traumatische Erlebnis des Todes aufgelöst wurde. Gleichzeitig wurde die Seele des Verstorbenen gebeten, ins Licht zu gehen, wo sie Erleichterung erfahren kann und auch mehr Kraft bekommt, um für die Hinterbliebenen etwas zu tun.

Die Wirkung dieser Therapie war kinesiologisch nachzutesten. „Opa ist im Licht“, „Opa ist unser Schutzengel“, das war stark. Danach leuchteten die Augen der Kinder, so viel Trost und Kraft ging von der Arbeit aus. Die Eltern waren erleichtert, denn sie hatten die Kinder so sehr leiden sehen müssen. Zuversicht und Freude kann sich nun einstellen. Die Familie hat etwas Gutes für den Verstorbenen getan und gleichzeitig selbst Energie bekommen. So ist es eine gute Erfahrung, die die Familie nicht vergessen wird.

Wir denken, dass andere Familien ähnliche Hilfe brauchen, um den Schmerz zu verwinden. Auch wenn diese Mitteilung gelesen wird, ist es eine Stütze für betroffene Menschen. Je früher nach einem Ableben so gearbeitet wird, desto besser ist die

Kraft für das weitere Leben. Menschen, die zu lange trauern, schließen sich aus vom Leben, wenden sich ab und werden außer der Trauer keine sinnreichen Gedanken mehr haben. Keine verstorbene Seele mag das.

Die Geburt von Christus ist ein Zeichen für diese Zuversicht. Sie soll gefeiert werden in dem Glauben, dass der einst gekreuzigte Christus wieder unter uns ist. Er ist eine Seele, ein Kind Gottes wie jeder andere Mensch. Er starb und wurde auch wiedergeboren. So wie es auch andere Menschen immer wieder erfahren. „Der Geist ist unter uns", heißt es in der Bibel. Man könnte auch sagen: „Die Toten leben unter uns", wie es einen Buchtitel gab. Die Grenze zwischen Jenseits und Diesseits hat es niemals gegeben, so wie es zeitweise leider auch religiöse Vertreter glauben. Alles ist vereint, ist in einem ständigen Energieaustausch. Liebe Gedanken an die im Jenseits Befindlichen bringt viel Energie zurück. Freude über das Gute und Verbindende bringt Freude ins Leben.

Weihnachten bedeutet Freude geben und teilen. Vergesst nicht, wir sind auch dabei, wenn die Wiedergeburt Christi gefeiert wird. Die Lichter in der feierlichen Zeit sind willkommen für die Seelen, mit den Lebenden in Schwingung zu kommen. Wenn es weihnachtlich still wird, gehen viele Gedanken an die Verstorbenen. „Die Engel singen", heißt es. Damit ist die Freude der Seelen im Jenseits gemeint.

Der große Rat der jenseitigen Ärzte hat inzwischen erfahren können, wie viel Kraft zerstört wird, wenn an das Weiterleben nach dem Tod nicht geglaubt wird. In diesem Glauben liegt sehr viel Lebensenergie. Nur so macht es Sinn, zu leben und Gutes zu tun, wenn es eine Erfahrung ist, die die Seele für ein Weiterkommen fördert. Jedes Leben ist als Reifeprozess der

Seele zu sehen. Ein Leben macht sonst keinen Sinn. Freude und Leid hätten keinen Wert, wenn nicht diese Erfahrung für die Seele wichtig wäre.

Mit dieser Botschaft werden schon viele, die ängstlich und zweifelnd waren, getröstet sein. Die Sicherheit, dass das, was wir vermitteln, die Wahrheit ist, kann jeder durch die Kinesiologie nachtesten. Es ist ein schönes Testverfahren, das uns geschenkt wurde. „Der Körper lügt nicht" könnte auch heißen „Der Körper sagt die Wahrheit". Diese Wahrheit ist die göttliche, universelle Wahrheit, ein Naturgesetz, das nicht Menschen erfunden haben, sondern das von sensiblen Ärzten und Therapeuten erkannt wurde.

Für die unsicheren Menschen ist es ein Recht zu hinterfragen, ob sie auf dem richtigen Pfad im Denken und Handeln sind. Ein Naturgesetz ist auch eine Hilfe, um Sicherheit in der Bewertung von Dingen zu erlangen. So ist es zu sehen.

Leider lehnen noch viele Mediziner außerhalb der Naturheilkunde die Kinesiologie ab. Kommt aber ein Schulmediziner in die Erfahrung, kann er sie nicht mehr als absurd hinstellen. Er ist bald schon beeindruckt und versucht sich gern im Testen. Habt den Mut, mehr darauf zu vertrauen, wenn es um die Wahrheitsfindung geht. Viele gute Bücher klären über die richtigen Methoden des Testens auf. In Kursen ist es schnell erlernbar. So bitten wir, nicht diejenigen zu belächeln und zu verurteilen, die schon durch die kinesiologische Arbeit positive Erfahrungen gemacht haben. Lasst es erklären und weitergeben, damit noch viel gute Arbeit unterstützt werden kann.

„Liebe Vera, Du hast den Mut, auch in Gegenwart von Ärzten zu testen und sie selbst mit einzubeziehen. Das hat in dem jeweiligen Fall auch diese Mediziner überzeugt. Es ist gut, dass Du es selbstbewusst machst."

Ganz selten ist jemand dabei, der sagt, er halte von dem Hokuspokus nichts. Spätestens nach der Therapie und Testung danach ist er still mit der Kritik. So etwas ist nicht mit Argumenten aus der Schulmedizin widerlegbar. Die Verknüpfung von der Kinesiologie mit der Entkopplungstherapie ist sinnvoll. Therapeuten, die so wie Vera arbeiten möchten, sollten die Kinesiologie erlernen. Es erleichtert die Arbeit mit den Patienten sehr.

Die Ärzte hier im Jenseits freuen sich über den Fortschritt des Werkes und sagen herzlichen Dank für die Zeit, die Du uns geschenkt hast. Wir haben es gern, denn es soll schon bald ein neuer Teil zu diesem Werk begonnen werden.

Am Schluss dieses ersten Teils werden die Berichte von einigen Patienten aufgenommen. Wir haben uns erlaubt, Berichte über Patienten zu geben. Auf die Bitte, etwas zu schreiben, gibt es fast keine Resonanz, was Vera sehr enttäuscht hat. Viele Menschen denken nicht an andere, sie denken nur an sich. Leider mögen es nur wenige, wenn ihre Geschichte von anderen gelesen wird. Somit erzählen wir von Therapieergebnissen, die sich in der Kartei der Praxis wiederfinden.

Vera: „Gut, ich bin gespannt, wie Ihr das schreiben werdet."

Cristina: „Ja, Vera, Dr. Schulte und ich sind der Meinung, dass es sonst nicht zügig genug weitergehen wird. Die Berichte können wir selbst erstellen. Du hast ja die Beweise in der Kartei."

Vera: „Ja, das ist richtig so."

Cristina: „Die Namen geben wir nicht preis, sie werden verändert. Dr. Schulte grüßt Euch herzlich zu Weihnachten!"

Vera: „Wir grüßen ihn und alle anderen auch! In Liebe, Eure Vera!“

Vera: „Liebe Cristina, liebe Ärzte, ich habe nun Zeit zum Schreiben. Entschuldigt die große Pause! Es war viel Besuch, Privates zu besprechen und auch aufzuräumen. Ich wünsche mir, nun auch wieder regelmäßig Zeit zum Schreiben Eurer Botschaften zu finden."

Cristina: „Wir sind gern bei Dir. Es ist sehr angenehm mit dem Kerzenlicht. Auch wir möchten ab jetzt wieder zügiger arbeiten, denn sonst sind die Pläne nicht durchführbar."

In der folgenden Botschaft wird ein großer Arzt aus dem Jenseits Stellung nehmen. Es ist ein Arzt, den viele noch kennen, und zwar Dr. Christiaan Barnard aus der Abteilung für Transplantationen. Diese medizinische Arbeit wurde noch nicht betrachtet."

Zu Organtransplantationen

Guten Tag, Vera, hier ist Dr. Barnard."

Wie Du weißt, hat es durch mich die erste Herztransplantation gegeben. Es war ein großer Versuch mit einem sehr kranken Menschen. Die Arbeit war noch neu und wir konnten noch wenig über die Lebenserwartungen eines Transplantationspatienten sagen. Wir haben inzwischen ganz häufig Transplantationen von Herzen und auch anderen Organen in der Medizin.

Es gibt noch große Diskussionen, ob eine solche Arbeit ethisch vertretbar ist. Wir möchten hier klarstellen, dass es eine Arbeit ist, die großer Sorgfalt bedarf. Ein Spenderorgan darf nicht genommen werden, solange noch Hoffnung auf Leben eines Spenders besteht. Auch darf kein Mensch wegen des Bedarfs für ein Organ getötet werden. Das ist allen klar. Ist die Möglichkeit der Organspende gegeben, so bleiben oft die Fragen, wie der Verstorbene dazu steht und ob es sich um eine teilweise Übertragung von Seelenanteilen auf den Organempfänger handelt. Hier möchte ich aus meiner heutigen Sichtweise Stellung nehmen.

Ein Organ trägt die Informationen des Lebens des Spenders. Diese Informationen kann man auch als Frequenzen ansehen. Es ist beim normalen Sterben so, dass die Frequenzen den Körper verlassen mit der Veränderung, die das Verlassen der Seele bewirkt. Ein Organ muss bis zum operativen Anschluss an den Körper des Empfängers diese Frequenzen tragen. Dann sind sie nicht mehr notwendig, um das Organ am Leben zu erhalten. Mit der Einbringung des Organs in den Körper eines Patienten erfolgt allmählich die Umstellung der Frequenzen auf den neuen Körper. So ist es möglich, dass auch die Seelenanteile des Spenders aus dem Organ, welches transplantiert wird, zu den übrigen Seelenanteilen zurückgelangen können. Nach einer Operation kann der Verstorbene zur Ruhe finden. Er wartet dann auf seine Anteile aus dem gespendeten Organ.

Wir sehen, dass es eine große Hilfe für die Seele des Spenders wäre, die Seelenanteile des entnommenen Organs zu verabschieden und mit allen übrigen Teilen ins Licht zu senden. Ein Organ kann sich mit der Energie des Empfängers einlassen und sich dem Körper anpassen, wenn der Spender mit seinen Seelenanteilen vollständig in Harmonie gehen durfte. Eine Seele, die noch teilweise gebunden ist, kann ein Organ nicht loslassen. Es kann zur Schwächung des Organempfängers kommen, wenn fremde Frequenzen nicht gehen können. So ist es für eine Prognose des Organempfängers ganz wichtig, mit der Seele des Spenders keinen Konflikt zu haben. Demut und Dankbarkeit sind angebracht. Ist ein Patient zu schwach, um sich gedanklich damit zu beschäftigen, so können es die Ärzte und Angehörigen tun. Im Gebet sollte Kontakt mit der Seele des Organspenders aufgenommen werden. Dem Organspender danken, seine Anteile aus dem betreffenden Organ übergeben und ihn ins Licht weisen, das wäre die Hilfe, die er für sein Fortschreiten braucht.

So wird dem Akt der Organspende ein würdiger Abschluss bereitet. Mit dieser Würdigung wird das Organ frei für die neue Aufgabe und es passt sich dem Körper des Empfängers besser an. Wir haben dieses bei der ersten Organübertragung nicht alles gewusst und möchten den heutigen Chirurgen, Patienten und Angehörigen nahelegen, so zu verfahren. Bei Unsicherheiten kann die Testung mittels der Kinesiologie gute Bestätigung bringen. Testfragen bzw. -aussagen könnten lauten:

Die Seele des Organspenders ist zu ihrer Vollständigkeit gelangt.

Die Seele des Organspenders hat ins Licht gefunden.

Das Organ wird vom Empfängerkörper energetisch angenommen und versorgt.

Der Vorgang ist vollzogen und muss nicht neu erbeten werden, wenn die Testung „Ja“ ergibt.

Ist eine Seele im Licht empfangen worden, so geht sie nicht zurück in den davor liegenden Schwebezustand. Wir sehen hier eine große Bedeutung für den Erfolg von großen Operationen.

Grundsätzlich ist es erlaubt, Organe von Spendern zu nutzen, doch die genannten würdigen Rahmenbedingungen sollten beachtet werden. Ärzte dürfen sich mit uns verbinden, wenn sie die Arbeit für die Seele delegieren möchten. Sie sind sehr mit den Operationsvorbereitungen und der Durchführung beansprucht. Sie dürfen daher bitten, dass wir uns um die geistige Arbeit bemühen. Uns ist es eine Ehre, einen Beitrag leisten zu dürfen.

Mit diesem Artikel hoffen wir auf schlichtende Wirkung in den Streitfragen, die zu solchen Operationen immer wieder auftreten. Transplantationen sind erlaubt, die Menschen haben große Fähigkeiten, die Gott ihnen geschenkt hat. So wie man über die Seele Bescheid weiß, sollte es möglich sein, einen würdigen Umgang zu erreichen. Ich danke allen, die meine Worte bei der Arbeit am Patienten noch nicht vergessen haben.

Ich begleite die Operationen, besonders die Herzoperationen, gerne. In Liebe zu meiner früheren Arbeit grüße ich die Chirurgen ganz besonders herzlich! Ihr Christiaan Barnard.

Vera: „Danke für diese große Aufklärung, die viel Unsicherheit überwinden kann!"

8. Januar 2007

Cristina: „Hallo, Vera! Es sind noch zwei weitere Artikel zu diktieren. Bitte mach kurz Pause. Nach dem Patienten Schmidt können wir weiterarbeiten!"

Hygiene, Keime, Erreger

Cristina: „Wir sehen, Du bist wieder bereit. Es meldet sich nun der noch bekannte Arzt aus der Zeit von König Ludwig II. von Bayern, Dr. Ignaz Semmelweis."

Er hat viel für die Hygiene in den Hospitälern getan. Es ist ihm ein Anliegen, heute noch darauf hinzuweisen, dass eine Infektion von verschiedenen Faktoren abhängt. Es ist zum einen das Umfeld, die den Menschen umgebende Welt von Keimen und Erregern, zum anderen das Terrain, das den Erregern zur Verfügung steht. Dies war seine Einsicht zu Lebzeiten. Aus seiner heutigen Sicht ist noch Folgendes zu ergänzen:

Hallo, hier meldet sich Dr. Semmelweis. So lange ist es her, dass ich mich mitteilen konnte, jetzt aus dieser Welt möchte ich etwas Neues zu Infektionen sagen:

Wir haben viele Erregerformen im weltlichen Bereich. Es ist schon eine große Gefahr gegeben, sich mit einem dieser vielen Formen zu belasten. Wir sehen, dass die Zahl der Erregerformen ständig steigt. Es sind bei den meisten Formen immer neue Eigenschaften zu beobachten. Es wird leider immer häufiger zu Epidemien kommen, da man die Gegenmittel nicht so schnell findet. Wir sind auch weit von einem Menschentyp entfernt, der immun gegen alle Formen ist. Wir sehen aber, dass die Empfänglichkeit für Erregerformen von den neuen Problemen der Menschen abhängt. Die vielen Probleme schwächen das Immunsystem und es kommt häufiger zu Infektionen. Ein Problem bringt ein sogenanntes Energieloch mit sich, welches der Erreger für seine Verbreitung nutzen kann. Es sind neue Nischen gegeben, um sich verbreiten zu können. Auf ein seelisches Phänomen passt ein bestimmter Erreger. Der Typ des Erregers fühlt sich bei Menschen mit dieser Schwingung wohl.

So ist es mit der Psychoimmunologie gemeint. Es ist typisch, dass manche Menschen mit einer bestimmten Denkstruktur es mit einem bestimmten Erreger häufiger zu tun haben als andere. Bei dem Empfinden von Hass gibt es eine Bereitschaft zur Borreliose, bei der Empfindung von Selbstmitleid ist es eher ein Herpesvirus. Ist es eine tiefe Trauer, so sind die Erreger von Tuberkulin im Vormarsch. Es kann den Erregern also auch ein seelischer Zustand zugeordnet werden.

Wir sehen eine große Chance, durch die Hilfe per Entkopplung auf die Erreger einzuwirken. Das Terrain ist ausschlaggebend, ob sich die Erreger wohlfühlen und verbreiten. Wir haben gesehen, dass eine Infektion durch die Entkopplung von Traumata überwunden wird. So sollte man Therapeuten ernst nehmen, die auch bei geläufigen Infektionen an eine Infektionsbereitschaft durch Probleme denken. Es ist für den Heilungsverlauf auf jeden Fall günstig, wenn die Probleme, die zu der Terrainentwicklung geführt haben, überwunden werden. Eine Grippe ist schon eine große Schwächung und sollte nicht nur mit Grippemitteln behandelt werden, sondern auch mit einer Therapie der Seele einhergehen.

Wir haben es uns nicht leicht gemacht, eine konkrete Zuordnung sollte es nicht pauschal für die Erreger geben. Die Vielschichtigkeit ist unendlich groß und wir sehen es als zu große Einengung für die Therapeuten, es genau festzulegen, welchen Erregern welche psychischen Phänomene zugrunde liegen. Allgemein ist es aber von Bedeutung, damit eine Therapie greifen kann, dass die psychologische Hilfe nicht fehlen sollte, da es sonst zu rezidivierenden Geschehen kommt. Je hartnäckiger die Krankheit in der Ausheilung ist, desto manifester finden wir dahinter die seelischen Voraussetzungen wieder.

Wir dürfen also auch von einer psychischen Hygiene sprechen, wenn die seelischen Themen abgelöst werden. Eine Impfung ist oft mit Nebenwirkungen belastet, eine Entkopplung ist aber frei von solchen Komplikationen.

Wir sehen besondere Erfolge, bei bereits vorhandener Infektion, wenn neben Maßnahmen wie z. B. der Ausleitung oder schulmedizinischen Therapieschritten eine Entkopplung aller Konflikte, die der Infektionsbereitschaft zugrunde lagen, durchgeführt wird.

Wie soll sich die Zivilisation vor den vielen Erregern noch schützen? Am geeignetsten ist der Schutz durch die freie Seele, die keine Chance zu Infektionen gibt. Dieses Phänomen ist eine besondere Beobachtung von den Ärzten der Infektionslehre. Wir sind gern in diesem Team der energetischen Therapie, da es nun die Verbindung von Energie und Infektion aufzuklären gibt. Auch wir möchten hier zum Wohle der Menschen beitragen, damit auch die durch Infektionen betroffenen Patienten nicht ohne Hilfe für die Seele bleiben.

Einen Gruß an die Hygieneforscher aus dem Rat der jenseitigen Ärzte! Euer Semmelweis.

Cristina: „Nun, Vera, das war für heute sehr viel. Wir sind gern morgen wieder bei Dir. Gute Nacht!“

9. Januar 2007

Deine Heilung geht voran

Cristina: „Hallo, liebe Vera, wir sind schon hier. Wir wissen, dass Du beim Arzt warst, weil Du Dir Sorgen machst um die operierte Schilddrüse. Nun ist es zwischendurch mal etwas kritisch gewesen, aber wir haben es bemerkt und die Heilung der Schilddrüse ist in den letzten Tagen abgeschlossen, sodass die Werte wieder gut sind. Du kannst ganz beruhigt sein.

Allergien – Reizüberflutungen

Wir sind nun schon ganz weit mit den Berichten. Es fehlt noch ein einziger Artikel, dann geht es zu den Patientenbeschreibungen. Es meldet sich noch ein Arzt zu dem Thema „Allergien".

Wie Du schon in Deiner Praxis bemerkt hast, nimmt die Zahl der Allergiker ständig zu. Das hat einerseits Gründe in der Umwelt, die sich schnell verändert hat und stark mit Schadstoffen und Elektrosmog belastet ist. Das sind alles Frequenzen, die der Organismus erst einmal vertragen und aushalten muss. Hinzu kommt eine psychische Reizüberflutung durch viele Filme, Berichte und durch den enormen Anstieg der beruflichen oder schulischen Anforderungen. Alles zusammen macht den Menschen schwach, und er reagiert auf die Einflüsse mit einer Allergie, wenn es zu viel der Reize für ihn sind. Mit einer Akupunktur zur Allergieauslöschung wird eine Kompensationsfähigkeit hergestellt. Damit ist eine Anpassung an die Reize möglich. Die Erkenntnis, dass auch hinter allergischen Reaktionen psychische Probleme stehen, ist völlig richtig. Es ist eine Überforderung des Nervensystems und der Seele des Patienten.

Wir begrüßen es sehr, wenn neben der Akupunktur mit heilenden Lichtfrequenzen auch die Seele durch eine Entkopplung von den der Allergiebereitschaft zugrunde liegenden Problemen, Konflikten oder Traumata entlastet wird. Die Stressfaktoren sind von der körperlichen Ebene abgelöst und damit die Reize durch Ausschüttung von Stresshormonen abgestellt. Die behandelte Allergie kann so viel besser ausheilen.

Krankheit als Karma?

Ja, wir bekommen gerade eine Frage von Vera übermittelt, die eine Patientin vor Kurzem ängstlich nach einer Therapie gestellt hat. Es war die Frage: „Sollte man etwas Belastendes überhaupt ausleiten? Ist es nicht möglich, dass die Symptome der Krankheit für mich einen Wert hatten, den ich jetzt mit therapeutischer Hilfe verdränge? Ist es möglich, dass ich als Patientin nun an anderer Stelle Leidensdruck bekomme und das Problem nur verschiebe?" Solch eine Frage stellt die gesamte therapeutische Hilfe infrage. Patienten werden heute oft verunsichert, sich der Hilfe zu unterziehen, weil man meint, es sei Karma durch Krankheit abzutragen. Unter Karma verstehen sie eine alte Schuld der Seele oder einen Lernprozess, der noch zu erfolgen hat. Da sie wissen, dass die Seele eine Entwicklung durch Erfahrungen macht, möchten sie keine Erfahrung überspringen. Lieber leiden als Reifeprozesse übergehen.

Dies ist von uns Ärzten besorgt beobachtet worden. Jede Therapie, jeder Therapeut mit seiner Erfahrung sind ein Geschenk von göttlicher Seite. Es ist recht, die Hilfe, die Gott durch seine Helfer bietet, anzunehmen. Eine Sünde ist es also nie, wenn Hilfe zur Heilung gegeben und angenommen wird. Je schneller Heilung des Körpers und der Seele erfolgt, desto besser kann sich die Seele entwickeln und dem Göttlichen zuwenden. Wir sehen es als Unterlassung an, dem von Gott als Geschenk erhaltenen Körper eine Therapie vorzuenthalten, die den Körper in einen besseren Zustand versetzen kann. Jede Art von Körperpflege ist als Achtung gegenüber dem Geschenk eines funktionierenden Körpers anzusehen. Jedes Angebot von Therapie ist als Hilfeangebot von Gott zu betrachten, dessen Handlanger die Therapeuten und Ärzte sind. Es ist ein schöner Beruf, mit großer Hingabe kann viel erreicht werden.

Weigert sich aber dennoch ein Patient, eine angebotene erleichternde Therapie anzunehmen, so darf der Therapeut diese Zurückweisung nicht auf sich beziehen. Man sollte es als zu frühen Zeitpunkt für den seelischen und körperlichen Reifeprozess des Patienten ansehen. Übergebt bitte einen solchen Patienten an die Schutzengel, dass sie ihn weiter liebevoll zum Ziel der individuellen Entwicklung führen.

Überwindung von Blockaden, Heilung von Körper und Seele ist schon von Jesus durchgeführt worden. Wir Therapeuten, ob im Jenseits oder im Diesseits des Lebens, sind tätig im Sinne Jesu, wenn wir Hilfe anbieten, die den Menschen weitere Entwicklung erleichtert und ermöglicht. Bitte habt keine Skrupel, dieses den Patienten zu vermitteln. Leider wurden sehr viele

Menschen von der Theorie des Karmas verunsichert. Karma ist zu überwinden, ganz gleich wie schnell es möglich ist. Es geht um die Pflege der Schöpfung, unseres Körpers, für die Aufgaben, die er im Leben zu leisten vermag.

Wir hoffen, hier etwas Licht in die finsteren Gedanken mancher Patienten zu bringen.

Resümee: Hilfe annehmen ist keine Sünde, sondern ehrt Jesus, von dem die Hilfe geschickt wird.

Wir haben nun zu sehr vielen Themen geschrieben. Es soll in den folgenden Abschnitten noch einige Berichte geben über den Verlauf von Krankengeschichten aus Veras Praxis in Aschau.

Patientenbeschreibungen

1. Fall

Im Frühjahr kam eine Patientin in die Praxis mit einem völlig seltenen Krankheitsbild. Es ist eine toxische Belastung aus einer Brustrekonstruktion mit Silikon. Die Implantate waren ausgelaufen und hatten viel Schaden im Gewebe angerichtet. Mit diversen Methoden sind viele Heilimpulse gegeben worden. Die Schulmedizin hat keine Hilfe mehr bieten können, doch die Naturheilkunde lässt die arme Frau nicht im Stich. Auch in Aschau wurde mit organunterstützenden Mitteln, Ausleitungen und insbesondere mit der Entkopplungstherapie viel erreicht. Es gibt eine einzige Blockade, die es noch zu überwinden gibt, es ist die Glaubensfrage. Wir haben in der letzten Ausführung gesagt, dass eine Krankheit sich überwinden lässt, wenn sie keinen Wert mehr für eine Patientin hat.

Hier war es zu „Regelungen“ gekommen, die Heilung möchte vorankommen, doch die Patientin hat große Angst, die Krankheit loszulassen. Sie sieht es als Strafe an, die Symptome ertragen zu müssen.

Wir haben die Schutzengel der Patientin gebeten, diesen Irrglauben zu überwinden, und wir hoffen, dass danach die Beschwerden ausheilen können.

2. Fall

Ein junger Mann wurde nicht mit einem Kindheitstrauma fertig. Er hatte seine Mutter sehr gern, doch es war unverständlich, dass er sie nicht ohne Bedenken aus den Augen verlieren mochte. Es gab ein Ereignis, das ihm als Kind in einen Schock versetzt hatte, als er seine Eltern in einer Menschenmenge verloren hatte. Nachdem dieses Trauma entkoppelt war, konnte sich der junge Mann wesentlich leichter im Leben selbstständig orientieren. Die schulischen Leistungen verbesserten sich merklich. Inzwischen ist sein Selbstbewusstsein ganz normal, sodass man ihn als frohen jungen Mann sehen kann. Gleichzeitig wurden mit der Therapie Nahrungsmittelunverträglichkeiten und Allergien überwunden. Es war für alle eine Freude, die neue Entwicklung des jungen Mannes zu beobachten.

Wir hoffen, sensibilisierte Eltern sehen auch, wenn ihr Kind in der Entwicklung gehemmt oder blockiert ist. Eine kurze befreiende Therapie nimmt die Lernblockaden und stärkt zudem das Immunsystem.

3. Fall

Eine sehr bewegende Patientengeschichte möchten wir von einem arg geplagten Menschen erzählen, der schon als Kind sehr viel Leid erfahren hat. Er hatte eine starke Psoriasis (Erkrankung der Haut). Seine Hände konnte er kaum mehr bewegen, weil er unter den Rissen und Hautabsonderungen sehr litt. Die Hände waren zeitweise stark geschwollen. Seit vielen Jahren war er in ärztlicher Behandlung. So ging es zeitweise auch besser, aber die Krankheit war nicht überwunden. Soweit es möglich war, hat er weiter an der soliden Versorgung der Familie mitgewirkt. Die Krankheit verschlimmerte sich mit Problemen im Geschäftsleben. Alles zusammen hat den Mann völlig überfordert. Die Existenzgrundlage ging verloren.

Als er zufällig von der Praxis in Aschau erfuhr, hat er wieder Mut gefasst, eine neue, andersartige Therapie zu verfolgen. In Veras Sprechstunde wurde umfangreich besprochen, was schon als Kind die Seele an Eindrücken hingenommen hat. Viele Ereignisse, die für die gesunde Entwicklung von Selbstwertgefühl hinderlich waren, wurden erläutert. Auch im späteren Leben gab es zwischenmenschliche Enttäuschungen. Am Ende gab es eine Entkoppelung von diesem gesamten Leid. Vera hat zudem verschiedene Ausleitungstherapien veranlasst.

Heute ist dieser Mann ganz stolz, wenn er in Aschau ist und seine geheilten Hände zeigen darf. Er ist so zufrieden, weil er schon kaum noch an eine Heilung geglaubt hatte. Seine Zufriedenheit zeigt er dadurch, dass er schon vielen anderen Menschen diese Therapie empfohlen hat. Wir wissen, dass er diese Zeilen lesen wird und seinen Fall wiedererkennt.

Alles Gute von den Ärzten, die Vera unterstützen!

4. Fall

Vor Kurzem gab es einen Besuch von einer jungen Frau in der Praxis. Sie hatte große Probleme mit dem Gebiss. Sie konnte den Kiefer nicht beidseitig gleichzeitig zusammenführen. Daraus resultierten Kopfschmerzen und Schulter-Nacken-Probleme, die den Alltag sehr beeinträchtigten. Nach der Löschung von etlichen Kindheitstraumata sagte sie spontan, dass sie schon besser zubeißen könne. Bei einem Folgebesuch nach ca. vier Wochen sagte sie, dass die Schmerzen im Schulter- und Nackenbereich sehr gut zurückgegangen waren.

Die junge Frau hatte sich viel zu Herzen genommen, Verantwortung für die Mutter übernommen, doch konnte sie diese selbst auferlegten Aufgaben nicht alle bewältigen. Das „Sichdurchbeißen" ging regelrecht schief. Nun ist sie eine lockere junge Frau, die auch wieder zulässt, Spaß am Leben zu haben. Sie wird noch einige Unverträglichkeiten ausleiten lassen, dann ist die Selbstheilung gut angeregt.

5. Fall

Eine gute Sache war die Information über die Entkoppelung von Angstzuständen für einige Eltern, deren Kinder Bettnässer waren. Sie haben eine Konsultation bei Vera hinter sich und die Kinder konnten über die Überwindung der Ängste diese leidige, unangenehme Angewohnheit ablegen.

Es lag an mangelndem Vertrauen und daran, dass die Ängste, allein zu sein, allein gelassen zu werden, über das Unterbewusstsein dem Körper dieses Ventil gaben. Schon eine kurze Negativerfahrung in früher Kindheit kann diese Ängste prägen. Mit einer psychokinesiologischen Behandlung wurde die Seele befreit und kann wieder stark sein, den normalen Belastungen standzuhalten.

6. Fall

Als vor etwa zwei Monaten eine Mutter ihr Kind anmeldete, ging es um einen Fall von Lernstörungen, die wegen der Trennung der Eltern entstanden waren. Die Geschichte war schwer für die Tochter zu akzeptieren. Kinder suchen eine heile Welt. Wenn die Suche nach den Ursachen der Probleme erfolgt, kann man feststellen, dass sie versuchen, mit ihren Reaktionen eine Besserung der Situation herbeizuführen. Sie möchten die Eltern wieder zusammenführen. Eine Art des Protestes ist zum Beispiel die Verweigerung von Leistungen in der Schule.

Sagt man dem Kind liebevoll, dass die Eltern diesen Weg gewählt haben, aber ihnen dennoch ein schönes Leben gegönnt ist, so lassen sie los von der anstrengenden Regung, einen heilen Zustand herbeizuführen, denn damit sind sie so sehr überfordert, dass Minderwertigkeitsgefühle zurückbleiben, manchmal sogar Schuldgefühle. Solch eine Blockade für die Entwicklung eines Kindes ist nicht gewollt. Die Entkoppelung bringt Erleichterung für diese Kinder, sie können sich wieder frei auf ihre Aufgaben konzentrieren und die schulischen Leistungen rutschen nicht so weit ab, dass es auch dort noch zu Seelenqualen kommt.

Die Trennung der Eltern ist schlimm genug, sie ist ein Trauma für jedes betroffene Kind, das auf diese Weise erfolgreich therapiert werden sollte.

7. Fall

Wir sehen gern auf eine Therapie zurück, die eine junge Frau im Sommer bekommen hat. Es bestand Kinderwunsch. Das erste Kind konnte die junge Frau aber nicht behalten. Nun bekam sie große Selbstzweifel, ob sie wieder schwanger werden würde. Eine Frage war schließlich auch, ob das verlorene Kind im Licht sei. Es war nach kinesiologischer Testung noch nicht im Licht angelangt. Alle traumatischen Ereignisse, die mit dem Verlust des ersten Kindes in Zusammenhang standen, wurden besprochen. Mit der Entkoppelung wurde auch der Wunsch übermittelt, das erste Kind ins Licht zu nehmen.

Gelöst verließ die Patientin die Praxis, neue Zuversicht stellte sich ein. Bald darauf rief sie an, sie sei wieder schwanger. Wir hoffen nun, dass sich die Familie bald über Nachwuchs freuen kann.

Vera: Inzwischen ist viel Zeit vergangen. Wir wissen, dass es einen prächtigen Jungen gibt, über den sich die stolzen Eltern freuen.

8. Fall

Die Geschichte von einem älteren Patienten aus München hat uns gefallen. Es war der Patient mit den Folgen eines Radunfalls. Er war sehr ängstlich, unsicher, wackelig auf den Beinen, die Symptome ließen schon auf die Parkinsonsche Krankheit hinweisen. Der Patient wurde zum ersten Besuch per Auto gebracht.

Die Therapie in Aschau konnte ihm helfen, die Ängste so weit abzulegen, dass er sich zutraute, wieder allein aus dem Haus zu gehen und auch die zweite Fahrt nach Aschau allein durchzuführen. Sein Gang war sicherer als beim ersten Besuch, sein Händedruck bei der Begrüßung zeigte schon wieder Energie und Selbstbewusstsein. Der Patient hatte sich gut erholt, was auch an seinem jüngeren Aussehen auffiel. Viele kleine Beschwerden konnte er überwinden, indem das Trauma des Sturzes von seinem Körper gelöst wurde. Angst vor einem neuen Unfall war zuvor die Information der gesamten Zellstruktur. Aus dem fast starren Mann war wieder ein lebendiger Mann geworden. Inzwischen hat er viel unternehmen können, er ist wieder belastbar geworden.

Das Team der jenseitigen Ärzte und auch Vera vom Gesundheitszentrum wünschen noch einen guten Ruhestand.

9. Fall

Gerade ist Vera wieder selbst erstaunt, sie hat ihren Arzt angerufen und nach den Schilddrüsenwerten gefragt. Die vor zwei Tagen genommene Blutprobe ergab, dass die Hormonwerte alle „im grünen Bereich“ sind. Es ist keine medikamentöse Therapie notwendig. Wir hatten es ja versprochen, auf sie zu achten, doch es war ihr sicherer, die Blutuntersuchung durchzuführen. So hat sie doppelte Sicherheit.

Es ist nicht tragisch, wenn unsere Aussagen von Euren Ärzten und Labors geprüft werden. Wir sehen, dass es so mehr Sicherheit gibt, wenn sich das als Botschaft Gesagte wieder beweisen lässt. Wir haben nicht das Gefühl von Gekränktsein, wenn jemand doch auch auf Erden die Möglichkeiten der Medizin wahrnimmt. Es ist gut, in der Verantwortung zu bleiben und lieber eine Untersuchung mehr zu veranlassen.

Vera: „Ich danke Euch für die Hilfe bei der Harmonisierung meiner Schilddrüsenfunktion. Ich weiß es ja, dass die Werte zwischendurch nachweislich (Labor 08.12.2006) etwas entgleist waren.

Nun mag ich es, dass Ihr meine Zusammenarbeit mit der Schulmedizin nicht verachtet. Es gibt uns hier die Sicherheit und die Bestätigung, die richtigen Wege gegangen zu sein. Meinen Patienten rate ich, auch nach den Behandlungen bei mir die schulmedizinische Beratung und Betreuung weiter zu verfolgen. Die Freude ist groß, wenn von den Ärzten gute Ergebnisse bestätigt werden. Mein Vertrauen und das der Patienten wachsen mit diesen Erfahrungen.

Von Herzen danke ich Euch!“

10. Fall

Es ist von einem Fall zu berichten, bei dem es um die Verwicklung von unguten Umständen ging. Eine große Liebesbeziehung war zerbrochen und eine Frau bekam schon früh ein Kind von einem Freund der Familie. Dieses Kind wurde weggegeben, um nicht an Ruf zu verlieren. Die Frau bekam später mit einem Ehemann weitere drei Kinder. So sollte es sein, dass sie ihr erstes Kind kaum sah, weil es bei einer Tante aufwuchs. Dieses Kind hatte es nicht leicht, eine Identität zu finden. Eigentlich ist es als Mädchen gern bei den Zieheltern gewesen, aber sie wollte gern auch bei den Eltern der Geschwister sein. So ist es nicht leicht gewesen für diese Seele.

Als Frau im Erwachsenenalter hat sie alles besser machen wollen. Sie hat ihre Kinder überbehütet und viel gearbeitet, um ihnen ein gutes Leben zu ermöglichen. Eine Tochter und einen Sohn hat sie bekommen. Die Tochter ist sehr lieb zu ihr und möchte ihr Freude machen. Der Sohn ist leider sehr an seine Eltern gebunden, geht kaum aus dem Haus. Es gab zwischen den Familienmitgliedern eine ganz feste Bindung, die jedoch eine Entwicklung der neuen Generation nicht zuließ, weil sie auf die Mutter achteten, dass es ihr gut ging.

Das Defizit aus der Kindheit der Mutter ist jedoch nicht wieder auszugleichen von diesen Kindern. In Verbindung mit einer Krankheitsgeschichte kam die Mutter mit der Tochter in die Praxis. Weinend erzählte sie, wie es ihr ergangen war und wie sehr sie nun unter der Krankheit leide.

Die Konstellationen waren bald besprochen und durch die Entkopplung konnte die gesamte seelische Last von der lieben Frau genommen werden. Es gab für alle viel Erleichterung dadurch und für die Patientin nun eine Chance, das Leben ohne Schuldgefühle und ohne Klammerung ihrer Kinder zu genießen. Das alte Leid hatte sich sehr in die Gegenwart geschoben, war immer präsent. Das ist nun vorbei. Man darf sagen, dass es seit der Therapie viel Freude in dieser Familie gibt, sie lassen es zu, glücklich zu sein.

11. Fall

Wir denken an einen Jungen, der sich gern von Vera behandeln lässt. Es ist ein Kind aus einer Beziehung zwischen seinen Eltern, die nicht zusammenleben und nicht heiraten. Darunter leidet der Junge. Es geht ihm besser nach einer Konfliktentkopplung.

Die Eltern haben es noch nicht geschafft, mit ihren Problemen so umzugehen, dass der Junge sich trotz der Situation gut entwickeln kann. Nach einigen Wochen hat er wieder so viel an traurigen Dingen erlitten und mag einfach wieder frei sein. In einem solchen Fall ist es für den Buben eine Hilfe, wenn er wieder über alles reden darf, was ihn bedrückt, und man ihn durch erneute Entkopplung stärkt, dass er frei wird, seinen Lebensweg zu gehen.

Der Junge ist sehr sensibel und meldet sich, wenn er Therapie braucht. Nicht die Eltern sagen: „Wir gehen zur Praxis nach Aschau", sondern er meldet sich, dass er mal wieder zu Vera fahren möchte. Kinder wie dieser Bub sind harmoniebedürftig, suchen selbst Wege, um das Leid zu überstehen. Eines Tages sind sie dann so gestärkt, dass sie allein bestehen können. Wir alle hier sind in diesem Fall dankbar, dass dem Jungen die Hilfe von den Eltern nicht verweigert wird, obwohl es auch Opfer für die Familie bedeutet.

12. Fall: Persönlicher Erfahrungsbericht der Patientin Claudia

Liebe Frau Schulze-Brockamp,

hier meine „Geschichte“ für Ihr Buch:

Mein Leben, das ich mir diesmal ausgesucht habe, war von Kindesbeinen an von vielen unschönen Erfahrungen geprägt. Durch die Muster, die nun in mir waren, verursachte ich selbst viel Chaos, u. a. durch die „falschen“ Männer, die mich natürlich nur enttäuschen konnten.

So bekam ich ab meinem 50. Lebensjahr die Rechnung präsentiert. Mein Körper zeigte mir durch ein Erysipel, Gelbsucht und schwerste Allergien (ich hatte sogar zweimal anaphylaktische Schocks, die tödlich enden können, wenn man keine schnelle Hilfe erhält), wie sehr er durch falsche Denkmuster und Blockaden geschwächt war.

Nun, ich bekam immer rasch Hilfe und die Symptome waren wieder verschwunden, jedoch in meinem Inneren brodelte es weiter. Meine Abwehrkräfte wurden immer schwächer.

In dieser Zeit lernte ich Frau Schulze-Brockamp kennen. Sie befreite mich durch Kinesiologie, Entkopplung und Laserakupunktur von den verschiedensten Allergien in nur drei Sitzungen. Endlich konnte ich wieder meine geliebten Äpfel und viele andere Obstsorten essen sowie Karotten, die ich über Jahre nicht mehr hatte genießen können, da ich Ödeme in den Augen sowie Atembeschwerden durch angeschwollene Schleimhäute in Mund, Nase und Ohren bekam.

Am 26. Oktober 2006 heiratete ich meinen lieben Mann Martin. Wir waren so glücklich! Doch am 31. des Monats ertastete ich am Abend einen Knoten in meiner linken Brust. In dieser

Nacht verlor ich fast zwei Kilo an Gewicht. Mein Frauenarzt, zu dem ich gleich am nächsten Tag ging, beruhigte mich etwas, sodass ich einen Termin für eine Mammografie vereinbarte.

Doch mein Weg führte sogleich wieder nach Aschau zu Frau Schulze-Brockamp. Wir testeten alles aus, was gemacht werden muss. Durch ihre Hilfe ging ich ganz ruhig zu dem Termin einer Stanzbiopsie, die nach dem Befund der Mammografie gemacht werden sollte. Ich hatte keine Angst. Dann kam die Diagnose – Krebs im ersten Stadium. Der Tumor war noch klein, ich hatte ihn selbst getastet, sehr früh.

Bevor ich operiert wurde, war ich wieder in Aschau und meine liebe „Vera“ hat alle Blockaden, die zu diesem Knoten führten, ausgeleitet sowie mir wieder jegliche Angst vor der Operation genommen. Durch die Entkopplung dieser Ängste war ich vor der Operation so ruhig, dass ich nicht einmal einen Beruhigungstrank brauchte und völlig bewusst in den OP gefahren wurde. Alles ist so, wie wir es bei Frau Schulze-Brockamp ausgetestet hatten. Es waren keine Lymphknoten befallen, alles ist somit gut.

Nun liegt es an mir, aus meinem Leben das Beste zu machen. Mit der Hilfe von Frau Schulze-Brockamp wird es mir gelingen, freier und besser zu leben, d. h. ohne Groll, Hass und viele weitere unschöne Emotionen, denn ich sehe mein Leben mit einem heiteren Gemüt, das all dies loslassen konnte durch die Anwendungen, die so großartig sind.

Meinen großen Dank, liebe „Vera“, ich bin sehr froh, dass das Leben Dich mir geschenkt hat. Es wird immer wieder etwas geben, das entkoppelt und erkannt werden muss, da immer neue Emotionen zutage treten. Aber ich vertraue auf die Behandlungen in Aschau, die in Zustimmung mit der großen Allmacht erfolgen.

Claudia, 58 Jahre alt, wohnhaft in Oberbayern.

Teil II

Die jenseitigen Ärzte wünschen Qualitätsstandards

Vorwort

Liebe Leser der medialen Botschaften der jenseitigen Ärzte, mit dem Teil I haben wir die Möglichkeiten der neuen Strahlentherapie vom Rat der jenseitigen Ärzte umschrieben. Vera hat unsere Botschaften empfangen und gesammelt.

Mit dem vorliegenden Teil II stellen wir die Schriften vor, die zu den gewünschten qualitativen Rahmenbedingungen übermittelt wurden.

Wir freuen uns, dass Ihr so liebevoll miteinander und mit unserer Wahrheit umgeht. Wir danken Euch schon hier für Eure Bereitschaft, sogleich mit Teil II arbeiten zu wollen.

Weiterhin viel Kraft und Freude mit den Patienten!

Euer Rat der jenseitigen Ärzte
Juni 2009

28.01.2007

Hallo, Vera, es freut uns Ärzte im Jenseits, dass Du bereit bist, auch weiter für uns zu schreiben, damit noch weitere Informationen zu den energetischen Heilmethoden Verbreitung finden können.

Der 1. Teil soll die Möglichkeiten für die positive Unterstützung von Therapie und Heilung durch uns, den Rat der jenseitigen Ärzte, aufzeigen.

Nun sind wir an einem Punkt, wo nach dem Lesen des ersten Teils viele davon Gebrauch machen möchten. Es ist der Wunsch vieler Menschen, anderen zu helfen. Das ist ganz offensichtlich für uns. Leider wird es aber auch einige Personen geben, die die Hilfe durch uns benutzen möchten, um selbst zu Ehren zu kommen. Solche Eitelkeit ist zu verwerfen. Wird die Quelle der heilenden Energie verschwiegen oder gar ignoriert, so wird die Hilfe nicht von Dauer sein. Wir möchten, dass sowohl vonseiten des Therapeuten als auch vonseiten des Patienten die Quelle der Heilungskraft geachtet wird. Nur in dieser Achtung wird sich die Energie der Menschen weiter erheben können. Es wird von beiden Seiten auch Überwindung bedeuten, diese Grundbedingung zu akzeptieren. Mit der Zeit wird es aber sehr große Erfolge bringen, die die betroffenen Menschen zu der Offenheit im Umgang ermutigen. So wie es auch in der Praxis in Aschau manchmal zu einer Äußerung kommt: „Hätte ich das vorher erfahren, dass hier mit Energie von Engeln gearbeitet wird, dann wäre ich nicht zu der Therapie gekommen."

Nun, der Patient hat sich aber rasch in positivem Sinne erholen können. Eigentlich hatte er gesagt: „Ich möchte gesund werden. Ich bin offen für alles. Du, Vera, entscheidest bitte, was ich brauche, was gut für mich ist." So war es beim ersten Kontakt. Solche Worte geben die Erlaubnis, die Therapie zu wählen, die man als Therapeut für richtig empfindet. Später ist es dann eine Zurückweisung, wenn im Nachhinein die Seriosität leicht oder auch hartnäckig angegriffen wird.

Wir haben Vera schon mitgeteilt, dass Patienten gern die Hilfe im Umfassendsten, was möglich ist, erhoffen und erbitten, aber sie möchten nicht damit konfrontiert werden, woher diese Hilfe kommt. Vera stellt sich als Katalysator, als Kontaktperson für Kranke zur Verfügung. Das zu leisten hat sie sich in vielen Jahren erarbeitet. Diese Leistung und auch ihre Bereitschaft sollte von den empfangenden Patienten geachtet werden.

Eine schmerzhafte Erfahrung machen Patienten, wenn sie im Nachhinein negativ sprechen. Diese unberechtigte Kritik wird unter den Menschen weitergetragen. Es blockiert andere Menschen oftmals, auch solch eine Möglichkeit der Heilung zu erfahren beziehungsweise anzunehmen. Die Menschen, die negativ sprechen, brechen die eigene Heilung damit ab. Denn der Heilstrahl erlischt, wenn wir jenseitigen Ärzte diese ablehnende Energie spüren. Leider schaden sich die Menschen, die unsere Heilenergie verpönen möchten, selbst am meisten. Es ist kein Wunder, wenn die alten Leiden wieder spürbar werden, weil sie damit aufgerufen werden, sich wieder zu orientieren, was die Ursache des Geschehens ist.

Ähnlich ist es auch schon zu beobachten bei Schulmedizinern. Gibt ein Arzt ein Medikament heraus mit den Worten: „Das wird Ihnen helfen", dann ist dies für einen gläubigen Patienten das Wundermittel. Zweifelt ein Patient an der Wahrhaftigkeit der Worte des Arztes, so kann das Mittel nie wirksam sein. Bei materialistisch geprägten Menschen zählt ja auch die Höhe des Preises eines Mittels. Je teurer, desto besser.

Die Leser können an diesen beiden Beispielen recht schnell erkennen, was gemeint ist, wenn wir von gegenseitiger Achtung sprechen.

In diesem Teil möchten die jenseitigen Ärzte einige ethische Grundregeln aufzeigen, die der Energietherapie vorangestellt werden müssen. Abweichungen von diesen Regeln werden Misserfolge zur Folge haben.

Es soll Patienten wie auch Therapeuten aufgezeigt werden, wie die Qualität der Energietherapie zu beurteilen und zu erkennen ist.

Möglichkeiten der Testung gibt es doch etliche. Jeder kann die für ihn angenehmste Methode wählen.

Uns bedeutet es viel, die Therapeuten sicher zu machen im Umgang mit unserer Heilenergie, dem Heilstrahl. Ohne Furcht und Zweifel und mit dem ehrlichen inneren Bedürfnis zu helfen werden sie in der Lage sein, große Heilung zu ermöglichen.

Vonseiten der Patienten ist das Vertrauen in den Therapeuten und auch in die Quelle der durch ihn übermittelten Heilenergie notwendig. Vertrauen kann nur geschaffen werden, wenn alle Fragen beantwortet werden, die ein Patient stellt.

Gibt es unklare Äußerungen, Geheimnistuerei, Selbsterhebungen durch Worte wie: „Das verstehen Sie nicht, das kann man nicht erklären", so entwickeln sich Zweifel und Ängste, auf was sich der Patient eingelassen hat.

Nun haben wir alles erörtert, was das Anliegen von diesem Teil II sein soll. Wir haben vor, durch manche Ärzte direkt etwas zu dem Thema ansagen zu lassen.

Wenn es möglich ist, möchte sich jetzt Dr. M. O. Bruker zu Wort melden.

Dr. M. O. Bruker

Hallo, Vera, gerade hast Du ja das Buch (Titel: Dr. med. Max Otto Bruker. Der Gesundheitsarzt) über meine Arbeit gelesen. Ich freue mich, denn es gab viele Missverständnisse zu meiner Person. Menschen, die krank wurden trotz einer Vollwerternährung, haben auch zu dem Problem beigetragen, dass die Kost als zweitrangig betrachtet wurde.

Nun habe ich mich gefreut, dass durch den Teil I klar herausgearbeitet wurde, dass für die Entstehung von Krankheiten a priori die Konflikte des Menschen zu sehen sind. Leider sind mit der Ernährungsumstellung nicht auch gleich die seelischen Konflikte überwunden. Als Ganzheitsmediziner wusste ich das und habe ja in meiner Klinik die Lebensberatung integriert. Sie findet noch immer gute Kritik. Allen Therapeuten in der Klinik ist die neue Therapie durch den Heilstrahl als Ergänzung zu den übrigen Maßnahmen nun angeraten. Ich hoffe, man findet Wege, diese Heilmethode auf seriöse Weise zu integrieren in das Konzept.

Allen, die sich schlechtem Essen hingeben, sich damit körperlich ruinieren, fehlt die Selbstachtung, die wiederum durch seelische Konflikte ausgelöst sein kann. Wie bei allen Krankheiten ist auch bei Fehlernährung und Übergewicht auf die Therapie der Seele zu achten.

Die Ausführungen in diesem Teil des Werkes sollen aber auch zu Qualität im Umgang mit der Energietherapie aufrufen. Ich bitte um Beachtung dieser Regeln, sie wurden von uns in langen Beratungen ausformuliert und werden nun in Abschnitten an Vera übermittelt.

Wir wissen, dass dieses Werk für einige Jahre Maßstab für den richtigen Umgang mit Frequenzen aus dem Universum sein wird.

Wir lieben alle, die unseren Wünschen entsprechen möchten.

Mit lieben Grüßen von M. O. Bruker

29.01.2007

Dr. Eckhard Schulte, Dein jenseitiger Freund

Ja, guten Abend, gnädige Frau, hier ist Eckhard Schulte.

Vera, ich habe vernommen, dass Du schon am 2. Teil schreibst. Wir freuen uns, dass es gut vorangeht. Ich habe inzwischen hier auch eine besondere Arbeit übernommen. Ich möchte Dir helfen, die Standards für die Energieberatung und Übertragung zu übermitteln. Es wird einige Tage Schreibarbeit bedeuten. Wie ich sehe, geht es ganz prima auf dem PC. Als Erstes wollen wir die logische Erklärung für die Wirkung übermitteln. Das sollten alle verstehen, die damit arbeiten, und auch die Patienten, die sich näher damit befassen möchten. Alles soll für jeden einfachen Menschen verständlich sein. Es hilft niemandem weiter, wenn es eine überzogene Fachsprache ist, in der wir kommunizieren. Wir haben Worte auch in der einfachen Sprache, mit der wir diese Energieübertragung erklären können.

Lass uns doch mal den ersten Abschnitt schreiben.

Worte der jenseitigen Ärzte an die Leser

Liebe Leser unserer Übermittlungen von medialen Schriften zu der neuen Therapie mit dem Heilstrahl der jenseitigen Ärzte, wir sehen es mit Freude, dass Sie sich als Therapeut oder auch als Patient nicht einfach nur der positiven Wirkung unterziehen möchten, sondern auch Näheres darüber erfahren möchten. Es hat sicher schon manchen Heiler gegeben, der eine besondere Beziehung zu einer im Jenseits befindlichen Seele unterhalten hat, um die Heilung an Mitmenschen zu vollbringen. Es war immer mit großen Geheimnissen umwoben, niemand sollte diese Arbeit so gut können wie der Heiler selbst. Man hat dann für die Arbeit später im Leben einen Nachfolger suchen müssen, der diese Beziehung weiter gepflegt hat. Wie es nun aber mit unserer Arbeit gewollt ist, wird es bald ganz viele Helfer geben, die sich mit uns in Verbindung setzen. Das Potenzial hier bei uns ist nicht auszuschöpfen, denn es gibt unzählig viele Kollegen, die in unseren Rat eingetreten sind. Alle verspüren diese Freude, nun auch aus dieser Welt einen Beitrag zur Verbesserung der Lebensbedingungen vieler Menschen zu leisten. Aus dieser neuen Sicht können wir mehr erreichen, als wir als Ärzte auf der Erde zu Lebzeiten tun konnten. Wir sehen die Energiedefizite eines Patienten völlig klar und können eine individuelle Strahlentherapie geben, wenn sie gewünscht wird. Früher hatten wir Mittel der Apotheken oder die Homöopathie zur Wahl. Es konnte an den Symptomen kuriert werden, die Ursachen blieben jedoch nicht immer im Blickfeld einer Therapie.

Die Ursachen sind der Schlüssel für die optimale Therapie eines Patienten. Wenn wir die Ursachen mit einer Schwingungstherapie behandeln, dann verschwinden die Symptome über kurz oder lang von selbst. Wir sehen ja als jenseitige Ärzte das Leid der Seele. Denn alles, was vor einem Leben geschah, während des Lebens Belastendes hinzugekommen ist, alles sehen wir und kennen die optimale Frequenz, es zu überwinden.

Lasst uns dazu bitte noch erläutern, warum wir es sehen dürfen. Es ist der Wunsch der höheren Allmacht, dass die Menschen in der kommenden Zeit eine schnellere Entwicklung in ihrem Energieniveau vollziehen. Es soll nicht mehr allzu lange dauern, dass viele von Euch die höchste Entwicklungsstufe erreicht haben. Das ist möglich, wenn die alten Lasten durch frühere prägende Ereignisse nicht zu viel Zeit zur Überwindung in Anspruch nehmen. Die Qualen des Lebens, die Hürden, die zu nehmen sind, sollen schneller genommen werden, damit die spirituelle Entwicklung zügiger voranschreiten kann. Es ist sicher für jeden verständlich, dass alte Eindrücke oft Blockaden und Ängste hervorrufen. Sind diese überwunden, hat ein Mensch mehr Mut und Selbstvertrauen, um neue Dinge zu erleben und zu beurteilen. Er befasst sich dann lieber mit neuen Welten und schaut nicht bewusst oder unbewusst zurück. Es ist gewünscht, dass Ihr nach vorne schaut. Mit Vertrauen und Zuversicht werdet Ihr Euch ganz schnell zu einer zufriedenen Menschheit entwickeln. Die alten materialistischen Denkstrukturen sind nicht mehr von Nutzen, da sie nicht weiterhelfen, sondern nur blockierend wirken. Habt keine Angst vor dieser Entwicklung, sie wird Euch viel Freude und eine glücklichere Gefühlslage ermöglichen. So weit haben wir es nun erklärt, dass die Entwicklung auch für den Einzelnen dort wie auch hier zum Fortschritt dient. Alles ist von der höheren Allmacht Gottes gewünscht und unsere Arbeit wurde von dieser Allmacht ins

Leben gerufen. Nichts in der energetischen Medizin darf ohne seine Zustimmung geschehen. Wir sind die Helfer Gottes, wie die Therapeuten der Erde unsere Helfer sind. Eine Kette schließt sich, wenn wir die Heiltherapeuten der Erde erreichen.

Es ist nun schon spät, gnädige Frau, lassen Sie es nun zu, dass es noch etwas Gemütlichkeit mit Theo gibt. Danke für die Arbeit heute.

Achtung der Herkunft der heilenden Energie

Es möchte sich nun der Freund Dr. Schulte wieder melden.

Ja, hallo, gnädige Frau. Vera, Du hast heute Zeit für uns, das freut uns sehr.

Ich möchte nun weiter über die genaueren Qualitätsstandards für die energetische Heilarbeit schreiben. Ich würde gern mal fragen, warum es diese Energie gibt?

Es ist keine Energie, die von Menschen geschaffen wurde, sondern von der Allmacht Gottes. Wir sehen es als großes Geschenk, damit arbeiten zu dürfen. Es bedarf der großen Achtung dieser Herkunft, da sie sonst nicht mehr gegeben ist. Wir sind verantwortlich für die Benutzung dieser Energie im Sinne Gottes. Wird die Energie missbraucht, um etwas zu erreichen, was nicht in der Macht der Ärzte oder der Menschen im Diesseits sein darf, dann ist es auch nicht von Wirkung. Es kann also niemals eine Verlängerung des Lebens geben, wenn Gott es so nicht vorgesehen hat.

Die Energie kann Heilung bringen und das Leben qualitativ verbessern. Eine bessere Lebensqualität hilft, Besonderes zu leisten, um weiter in der Entwicklung des Geistes zu gelangen. Darin liegt der Sinn des Lebens und darin liegt die Aufgabe der Menschen der Erde. Wir geben die Heilenergie nur den Helfern weiter, die diese Einsicht in die Zusammenhänge haben und dies auch den Patienten erklären können. Es gibt noch viele Zweifler, die auch eine Therapie daher nicht mit Überzeugung durchführen können. Erst wenn sie die Erfolge und unsere Beweise sehen, dann wird die Einsicht reifen, diese Methoden zum Wohle der Patienten zu übernehmen. Wir sind sehr zuversichtlich, dass mit diesem Dialog eine neue Welle der Medizintherapie in Schwung kommen wird. Alles, was die Schulmedizin bieten kann, sollte weiter in vorsichtiger Weise auch zum Wohle der Patienten eingesetzt werden. Es kann eine nützliche Zusammenarbeit werden. Die guten Diagnoseverfahren haben eine Berechtigung wie auch die therapeutischen Verfahren und Operationen, wenn die Naturheilkunde nicht mehr greifen kann oder nur als Ergänzung dienen kann im Heilungsprozess. Wir werden in den nächsten Zeilen noch einmal auf die Form des Gespräches kommen, das der Energietherapie vorangestellt werden sollte.

Im Vorgespräch sollte mit dem Patienten unbedingt abgestimmt werden, ob er eine solche Therapie akzeptieren würde. Gibt der Patient zu verstehen, er halte nichts davon, dann sollte man auch keine Überredungskunst anwenden, um die Heilung durch Energieübertragung anzuwenden. Es braucht noch viel Zeit, bis mehr Menschen sich offen zeigen. In der Praxis bei Vera finden wir nun schon viele aufgeschlossene Patienten, denn sie kommen auf Empfehlung anderer Patienten, denen die Therapie gut geholfen hat. Somit ist von vornherein eine andere Bereitschaft gegeben, sich der Therapie anzuvertrauen. Dieses war im Anfang nicht immer so. Zunächst musste auch Vera sich diesen Weg hart erarbeiten. Man ist nicht gleich von heute auf morgen mit zahlreichen Patienten umgeben, die diese Arbeit mögen. Wir haben es bemerkt, dass es für die Kollegen nicht einfach ist, genau diese Praxisarbeit anzunehmen und darauf so konsequent aufzubauen. Man kann sich vornehmen, eine Praxiszeit einzurichten für die energetische Therapie. Anfangs bedarf es mehr der Vorgespräche, aber mit der Zeit werden die Folgetermine aufgrund der Weiterempfehlungen leichter verlaufen. Wie bei Vera wird sich eine Sicherheit einstellen, die Therapie per Heilenergie zu empfehlen. Mit der Anzahl an Erfolgen und guten Rückmeldungen macht es niemandem etwas aus, mutig auf diese Möglichkeiten hinzuweisen.

Die Gespräche sollten demnach nicht eindringlich geführt werden. Auch darf kein Patient verurteilt werden, wenn er noch nicht offen ist für die neue Therapie. Es ist eben noch nicht gut für ihn, er braucht noch Zeit. Die Menschen sind auf verschiedenen Stufen der Reife, jeder braucht seine Zeit, um die Einsichten selbst für sich zu gewinnen.

Mit der Zeit werden die Ängste und Vorbehalte sich verringern, was die Möglichkeiten der Therapeuten erweitern wird.

So, machen wir nun etwas Pause.

04.02.2007

Zu Therapien, die Du selbst erhalten hast

Energetische Massage, Lichttherapie

Schön, dass Du schon für uns bereit bist. Es ist eine gute Zeit, um noch einen Kommentar zu den Ereignissen in den letzten Tagen zu geben.

Wir haben gesehen, dass Du Dich verschiedenen Therapien unterzogen hast. Es gab dabei verschiedene Intentionen der Anwender. Wir haben bemerkt, dass es eine Massage gab, die Dir körperlich gutgetan hat, aber es war nötig, Dich geistig zu schützen vor der Therapeutin. Sie ist sehr einflussreich, aber es wurde ihr nicht gestattet, etwas an Deinem Geiste zu ändern. Wir haben uns sogar bemerkbar gemacht, um Dir ein Zeichen zu geben, dass etwas nicht in Ordnung ist. Nun sehen wir den guten Erfolg in der Veränderung im Rückenmuskelbereich, der Dir ja schon lange Probleme gemacht hat. Nutze die weitere Therapie, damit Du lockerer wirst, denn das Schreiben ist auch eine Belastung. Wir versprechen hiermit, dass die Schutzfunktion wieder eintritt, sobald Du Kontakt mit der Dame hast.

Andere Patienten empfinden es nicht als so manipulierend, sie fühlen die gute Entspannung durch diese Arbeit. Wenn Du es möchtest, kannst Du für Deine Patienten den Schutz für die Geisteskraft erbitten. Wir können alle Patienten, die in Deinem Zentrum behandelt werden, vor solchen unberechtigten

Einflüssen schützen. Es genügt dann eine einmalige Bitte von Dir, dann ist es so für immer.

Vera: Danke, ich nehme es gern an und bitte hiermit um den Schutz meiner Patienten und auch aller anderen Besucher im Gesundheitszentrum Aschau.

Zu Lichttherapie

Nun noch zu der Lichttherapie. Sie war sehr gut für Dich, hat Deine eigene Energie sehr positiv beeinflusst. Es war richtig erkannt, dass sie mit viel Liebe und Achtung von dem Therapeuten übergeben wurde. Er mag es auch nicht, wenn die Entwicklung eines Patienten ohne die Zustimmung des Patienten und der geistigen Helfer stimuliert wird. Der Therapeut hat sich nicht auf die Stelle der Macht erhoben, um etwas für Gott in Dir zu regeln. Ungefragt ist dieses auch niemals erlaubt.

Wir sehen einen positiven Energieschub für Deine Organe, die diese Anregung gut gebrauchen, um sich zu regenerieren. Wir möchten es bald schon, dass die Therapie fortgesetzt wird. Lass es bitte so geschehen, dass der Therapeut die Zeiten bestimmt, wann die Therapie sinnvoll ist.

Zu dem Licht möchten wir noch sagen, dass es eine Verbesserung des Zellstoffwechsels bewirkt. Licht ist der wichtigste Teil für die Zellfunktionen. Somit kommt es in einem Meridian und damit in den entsprechenden Energiebahnen und den damit in Verbindung stehenden Organen zu einer Optimierung der Funktionen. Auch in Deinem Fall ist es sehr sinnvoll, da Du sonst viel im Haus bleibst und im Winter zu wenig Sonne bekommst. Es gibt bei einer guten körperlichen Funktionsweise auch wieder mehr Leistungsstärke für unsere Arbeit an diesem Buch.

Wir danken Deinem Therapeuten, dass er uns indirekt bei der Arbeit hilft!

Wir wünschen einen schönen Tag und lassen Euch grüßen!

10.02.2007

Anerkennung der Existenz jenseitiger Helfer

Guten Tag, hier ist mal wieder Dein Freund Dr. Schulte.

Es wurde einiges für die Ansage vorbereitet. Nun soll es heute einen großen Abschnitt geben zu einem heiklen Thema: Die Hilfe aus dem Jenseits ist für alle da, aber einige Menschen glauben, es stünde ihnen nicht zu, diese Hilfe anzunehmen. Jeder Mensch, der sich für die Führung durch seine geistigen Helfer öffnet, kann Gutes erfahren. Ist eine Bereitschaft vorgegeben, die Hilfe zu akzeptieren, dann soll sie jedem geboten werden. Wir urteilen nicht, ob ein Mensch bis zu dem Kontakt mit den Geisthelfern im Leben nur Gutes vollbracht hat. Es gibt Lebenswege, die holperig verlaufen, und daher sind die meisten Menschen auch schon einmal im weniger guten Bereich angekommen. Die Entscheidungen der Vergangenheit zählen nicht, wenn sich ein Mensch für die Öffnung entscheidet. Es kann noch auf dem Sterbebett sein, dann sind die Helfer sofort bei dem Bittenden. Je früher eine Öffnung angenommen wird, desto leichter kann das Leben verlaufen. Die Hürden der irdischen Existenz sind leichter zu überwinden, wenn man die Hilfe annehmen kann. Einzig ist das tiefe Vertrauen in die Existenz der geistigen Helfer und deren Anerkennung zu beachten. Dies ist eine Grundvoraussetzung für die Anhörung der Bitten und die Anerbietung der gezielten Unterstützung durch die Engel. Man kann die Geistführer auch Schutzengel oder Engel nennen. Es ist eine persönliche Wahl des Namens. Oft stammen die Engel, die im Leben als Begleiter fungieren, aus der eigenen Familie. Es können verstorbene Vorfahren sein, es sind aber möglicherweise auch Geistwesen, die in einem früheren Leben im engen Verbund zu einem Menschen standen.

Es wurde schon in vielen Büchern darauf hingewiesen, dass die Engel gern helfen. Sie haben die Kraft und die Energie dazu, etwas zu bewegen. Sind die Erfolge nicht sogleich spürbar, die Entwicklungen noch unbefriedigend, so ergibt sich aber oft später ein Sinn darin, wie die Entwicklung gelaufen ist. Wir sehen nicht immer in dem totalen Erfolg die beste Konstellation für ein gesamtes Leben. Die Hürden dienen zu Lernschritten, die zur Entwicklung und Reifung des Geistes dienen sollen. Beziehungen können zerbrechen, wenn die Seele in einer Konstellation keine Reifung mehr erfahren kann. Partnerschaften im geschäftlichen, beruflichen und auch im privaten Bereich sind so lange gewollt, wie die Mitmenschen die Entwicklung des einzelnen Individuums fördern. Traurig, wenn Freundschaften oder Ehen zerbrechen. Es hinterlässt tiefen Schmerz und Narben auf der Seele. Es wird aber auch daraus viel an Erfahrung gewonnen, die der Leidende erst später, spätestens im Verlauf des Übergangs ins Jenseits beim Anblick des gesamten Lebens, verstehen kann. Dies ist ein Trost für alle, die sich gerade in einer Leidensphase befinden. Die Trauer wird überwunden und eine Verbundenheit bleibt zu allen Seelen, mit denen ein Abschnitt im Leben geteilt wurde. Menschen, die in Groll im Leben voneinander Abschied nehmen, können es eines Tages spüren, dass sie die Gelegenheit erhalten, die Verletzung mit der anderen Person zu überwinden. Im Jenseits gibt es die Konflikte nicht so wie auf Erden im alltäglichen Leben. Alles bekommt eine andere Dimension, die Probleme des Lebens sind gering, aus dieser anderen Sichtweise betrachtet. Wir könnten hier nicht so froh sein, wenn wir die Lebensprobleme mitnehmen würden. Sie sind mit dem Tod überwunden, wenn wir die Hilfe der geistigen Führer beim Übergang ins Jenseits annehmen. In dieser Harmonie ist es wunderbar zu existieren. Hat man dies erkannt, dann möchte man nicht unbedingt noch wieder ins Leben zurückkehren. Die Empfindungen von Wohlbehagen lassen sich nicht mit irdischen Worten beschreiben. Sie verleihen uns daher die Energie, Euch noch auf Erden lebenden Menschen die Hilfe anzubieten.

Niemand wird verurteilt für begangene Taten, alle erhalten die heilende Hilfe durch uns, eventuell über die Therapeuten, wenn es um gesundheitliche oder seelische Probleme geht. Es war uns ein großes Anliegen, dies zum Ausdruck zu bringen, da es viele Menschen mit Schuldgefühlen gibt, die sich die Hilfe nicht gönnen, weil sie sich für sündig und gering halten. Religiöse Standpunkte sind nicht relevant für die Erteilung der Hilfe aus dem Jenseits. Die Meinung: „Gott liebt nur die Frommen", sie ist nicht richtig. Es gibt auch Menschen, die nicht religiös sind, aber dennoch eine ethische Norm erfüllen, die den anderen respektiert. Umso mehr sind die zu bewundern, die es schaffen, aus eigener Kraft auch an die göttliche Kraft zu glauben und darauf zu vertrauen.

Als Therapeut weiß man ja auch nicht, ob der Patient würdig lebt oder ob er sich manches hat zuschulden kommen lassen. Dennoch behandelt der Therapeut oder Arzt jeden Menschen gleich. Wenn nun die Hilfe mit der Energie des Heilstrahls durch die jenseitigen Ärzte erfolgt, so ist keine Fehlhandlung des Patienten ein Hindernis für die Arbeit des Heilenden. Das sollte aus beiden Blickrichtungen einmal ganz deutlich angesprochen werden, sowohl für den Patienten als auch für den Arzt gilt unsere uneingeschränkte Energie der Heilung.

Voraussetzung ist die Öffnung, also Hinwendung zu dieser Instanz der Hilfe und die Achtung dieser Methode. Dazu gehört auch der Dank für die empfangene Hilfe.

Damit ist wieder vielen Menschen die Hemmschwelle genommen, diese Art der Hilfe in Anspruch zu nehmen. Wir sehen es als wichtigen Schritt, die Vorurteile gegenüber der Therapie durch die himmlischen Helfer im Zusammenwirken mit den Therapeuten der Erde abzubauen.

Gut, damit ist eine wichtige Betrachtung von uns zum Ausdruck gekommen.

Wir danken Vera für heute.

11.02.2007

Zum sicheren Umgang mit Energiearbeit

Liebe Vera, hier ist nun Dr. Schulte wieder, der die Ansage für diesen Teil durchführt.

Ich bin überzeugt, es wird wie immer gut in die Feder fließen. Wir hatten damit doch noch nie ein Problem, dennoch kann ich es verstehen, wenn Du es sicher über meine Stimme erfahren möchtest, damit ist mal wieder die doppelte Sicherheit gewahrt.

Nun wird der nächste Abschnitt folgen. Es geht hierin um die Bedeutung der allgemeinen Aufgaben in der Medizin. Die Medizin hat sich in viele verschiedene Sparten untergliedert. Es bedarf des Hals-Nasen-Ohren-Arztes, des Gynäkologen, des Zahnarztes usw. Wir sehen diese Betätigungsfelder als zweckmäßig an. Dennoch kann ein Problem der Krankheit in einem dieser Bereiche die Ursache immer auch im seelischen Bereich haben. Es entsteht durch ein seelisches Problem eine Schwächung in bestimmten Körperregionen, das kann die Magengegend sein, die Darmtätigkeit, die Rückenmuskulatur oder die Wirbelsäule, andere Gelenke, der Kopf, andere Organe und Strukturen. Wie ein Mensch ein Problem verarbeitet, das hängt ganz individuell von seiner Seele ab. Je früher er sich fragt, welche seelische Blockade könnte mir diese Erkrankungsform eingebracht haben, desto besser ist es für die Heilung der Seele und damit auch der erkrankten Körperregion. Es sollte der Facharzt nicht meinen, es sei alles nur mit lindernden Mitteln zu beheben. Begleitend wären bei jeder Erkrankung die Reinigung von psychischen Problemen und damit die Entkopplung angeraten. Das gesamte Immunsystem ist dann wieder in der Lage, sich zu regenerieren, und Zellstrukturen können sich mit neuer Energie wieder erholen. Im Akutfall sollte jeder Patient die Hilfe der Schulmedizin annehmen. Alles, was aber chronisch ist, eine längerfristige Entstehungsgeschichte in sich birgt, sollte mit Vorsicht auch auf die seelischen Hintergründe angesehen werden. In keinem Fall kann die energetische Therapie Schaden anrichten. Sie ist entweder von großer unterstützender Wirkung oder sie bleibt bei Ablehnung oder Zweifel an der Wirkung eben ohne große Wirkung auf den Patienten. Je größer das Vertrauen in die Wirkung ist, desto besser kann die Heilenergie beim Patienten eindringen. Das Vertrauen in die Therapie wiederum ist abhängig von der Überzeugung des Therapeuten.

Ein Therapeut, der unsicher mit den Dingen der Heilübertragung umgeht, der wird auch einen unsicheren Patienten zurücklassen. Je fester und sicherer der Therapeut in seiner Arbeit auftritt, desto besser fühlt sich ein Patient. Es liegt uns daher am Herzen, dass die Therapeuten Sicherheit im Umgang mit diesen Arbeiten erlangen. Es liegt ganz am Wunsch des Therapeuten, wenn er sich öffnet, darum bittet, diese Sicherheit zu erlangen, dann werden wir Sorge tragen, dass es zu dieser Sicherheit auch kommt. Es hilft hierbei sehr die Kinesiologie, mit der ein Arzt oder Therapeut dem Patienten die Gewissheit geben kann, dass sich an der Energiebilanz des Körpers durch die Behandlung einiges verändert hat. Es ist ein guter Kontrollweg für die Übereinstimmung mit den Gedanken. Die Gedanken werden gesprochen, die ein Ziel umschreiben. So zum Beispiel: „Ich bin frei von ....“ Dieser Satz wird getestet, bevor therapiert wird, und anschließend wieder. Das Ergebnis sollte sich ändern bei erfolgreicher Therapie. Diese Nachtestung macht dem Patienten deutlich, dass der Heilende etwas verändern konnte. Mit diesem sicheren Gefühl geht er dann erfreut aus der Praxis mit tiefer innerer Stärkung. Wir halten die Kinesiologie gerade jetzt für ein probates Mittel, da sie in vielen modernen Naturheilpraxen Einzug hält. Es wird gerade in letzter Zeit immer mehr publik, dass die Testungen zu erstaunlichen Resultaten führen. Wir sehen auch, dass sich die Kinesiologen einer sehr aufwendigen Löschung der herausgefundenen Probleme bedienen. Wir hoffen, ihnen allen hiermit die Arbeit zu erleichtern. Die Entkopplung durch die Heilung mithilfe der jenseitigen Ärzte nimmt nicht sehr viel Zeit in Anspruch. Sie ist in wenigen Minuten zu erreichen. Somit bleibt die wertvolle Zeit, um mit dem Patienten zu sprechen, ihn zu trösten und ihm zu erläutern, was sich durch die Aufhebung seiner Blockaden und Löschung der Traumata in seinem Leben verändern wird. Es ist eine große Zeitersparnis, wenn sich der Therapeut damit in Einstimmung bringen kann.

Eine andere Qualitätskontrolle hat ein Therapeut auch über die Antlitzdiagnostik. Es ist überraschend, wie sich ein Gesicht mit Freude füllt, die Augen Zuversicht ausstrahlen, die Gesichtszüge entspannen durch die Entkopplung. Zu Beginn eines Gespräches kommt es häufig zu Tränenausbrüchen. Das ist verständlich, wenn jemand von seinem Seelenschmerz berichtet. Nach der Therapie ist es dann so, dass der Patient zumindest entspannt seine Sorgen anschauen kann, er muss nicht mehr weinen, wenn er sich eine traurige Zeit wieder ansieht. Diese Entkrampfung sollte ein guter Therapeut schon wahrnehmen, wenn er sich mit der Arbeit an der Seele identifiziert.

Die Liebe des Therapeuten zu seiner Arbeit und damit auch zu den Patienten gehört unmittelbar dazu. Die Arbeit eines Heilenden kann nicht schematisch durchgeführt werden, es ist kein Regelablauf durch bestimmte Handhabungen, sondern eine engagierte mentale Arbeit von ihm vorauszusetzen.

Es gibt viele solcher Therapeuten, die alle moralischen Bedingungen gern erfüllen. Nun geht es aber noch darum, diese Therapeuten so zu stärken und zu schützen, dass sie nicht als versponnen, abgehoben oder durchgeknallt verschrien werden, sondern dass man sie ernst nimmt und achtet. Mit diesem 2. Teil des Werkes sollen die noch unsicheren Therapeuten ihre Sicherheit gewinnen. Es ist gewollt, sie alle zu festigen und den Kritikern die Luft zu nehmen, denn sie haben nichts Wirksameres dagegenzusetzen. Beharrlich sollte sich ein Heilender verhalten, nicht verunsichern lassen und möglichst auf Bücher wie dieses verweisen, weil sie nicht zu widerlegen sind. Zudem gilt immer noch: „Wer heilt, hat recht."

Es braucht nichts bewiesen zu werden, die Tatsache, dass es wirkt, die Tatsache, dass es Heilung bringt, ist allein Berechtigung dafür, geachtet zu werden.

Nun sehen wir, dass dieser Abschnitt fein in die Feder/Finger von Vera fließen konnte. Es liegt daran, dass sie sich in unermüdlichem Einsatz und mithilfe lieber Freunde eine gute Umgebung für diese Arbeit geschaffen hat. Sie sitzt in einem lichtdurchfluteten Raum, draußen ist Sonnenschein und eine herrliche Landschaft wahrzunehmen. Drinnen ist es gut und geordnet eingerichtet.

Genau zu diesem Thema der Arbeitsbedingungen möchten wir im nächsten Abschnitt kommen. Nun ist es für heute genug und wir sehen uns morgen wieder an dieser Arbeit.

13.02.2007

Durchführung einer Entkopplung

Rahmenbedingungen und Würdigung der Therapeuten

Wir sind schon bereit, diesen Artikel anzusagen. Hier ist mal wieder der Arzt Dr. Eckhard Schulte. Vera, lass uns doch mit den allgemeinen Rahmenbedingungen einer Therapie beginnen.

Wir möchten, dass diese Therapie möglichst in einem stillen Raum durchgeführt wird. Es bedarf keinerlei Untermalung durch Musik oder Klangkörper. Diese würden nur von der eigentlichen Energie ablenken. Es bedarf auch keinerlei Hilfsmittel, wie Farbbrillen, Lichteffekten oder anderer Schwingungsgerätschaften. Jedes Gerät ist während dieser Therapie abzuschalten. Die Störung durch ein Telefon ist nicht so tragisch, wenn der Anruf auf Band aufgenommen wird. Der Therapeut darf nicht unter der Entkopplung einen Anruf entgegennehmen. Jeder gewissenhaft arbeitende Therapeut weiß, dass es eine Unterbrechung der gewünschten Energie bedeuten würde, die erst wieder hergestellt werden müsste. Zudem käme beim Patienten das Gefühl auf, sein Anliegen sei nicht so wichtig, es wird nebenbei noch anderes erledigt. Um den Raum selbst braucht man sich nicht so sehr zu sorgen. Es versteht sich von selbst, dass man ein angenehmes, geordnetes und gereinigtes Umfeld für die Sprechstunde bereithält. Optische Ablenkungen sind in einem geordneten Raum nicht so leicht möglich wie in einem

Raum, in dem der Patient durch verschiedene Betrachtungen nicht zur Ruhe kommt. Der Patient ist in jedem Moment des Gespräches und der Therapie sehr wichtig und ernst zu nehmen. Wir sehen es gern, wenn die Störungen vermieden werden. Sollte dennoch eine Störung unverhofft eintreten, so sollte sie kurz gehalten werden. Dies kann z. B. die Annahme eines Poststückes sein. Im Weiteren sollte es so ablaufen, dass wir schon zu dem Gespräch gebeten werden, dies kann der Therapeut im Stillen tun. So ist es sehr gut möglich, dass die bedeutenden Themen eines Patienten sich schneller auffinden lassen. Bei der Gesprächsführung können wir schon hilfreich sein, denn wir sehen die gesamte Lebensphase eines Patienten und eben auch die größeren Ereignisse, die zu Traumata geführt haben.

Die Beleuchtung sollte ebenfalls angenehm für Therapeut und Patient sein. Nicht immer ist ein Raum in Sonnenlicht getaucht, es kann dunkle Tage geben, an denen man eine wohlige Beleuchtung einrichtet.

Nun kommen wir noch zu den verschiedenen Positionen, die bei der Therapie möglich sind. Die Testungen per Kinesiologie finden bekanntlich im Stehen, im Sitzen oder im Liegen statt. Die Entkopplung des Patienten sollte aus seiner Sicht entweder im Sitzen oder im Liegen geschehen, wobei der Therapeut in der Regel eine stehende Position einnimmt. Liegt ein Patient längere Zeit dort, so ist es gut, ihn mit einer Decke warm zu halten. Im Sommer sollte es eine leichtere Zudecke sein, im Winter eine etwas flauschigere. Diese Behaglichkeit wirkt sich auf die Entspannung des Patienten sehr positiv aus. Entsprechend leichter ist es, die Energie zu übermitteln.

Während einer Therapie am sitzenden Patienten bedarf es in der Regel keiner wärmenden Decke. Der Patient sollte aber ganz entspannt nach hinten gelehnt sitzen, damit auch wieder die optimale Entspannung eintritt. Nach der Entkopplungstherapie wird es dem Patienten guttun, noch eine Weile in dieser Ruhe zu bleiben. Dann kann nachgetestet werden in der zuvor gewählten Position. Bis zum Verlassen der Praxis sollte dann noch eine Weile verstreichen. Ein Patient erfährt es als tiefe Entspannung, was mit ihm geschieht. Die bevorstehende Heimfahrt sollte möglichst von einem Verwandten oder Freund durchgeführt werden. Sollte es eine solche Person nicht geben, ist besonders darauf zu achten, dass noch eine Ruhezeit von ca. 15 Minuten in der Praxis verbracht wird. Danach ist die Fahrt gut zu bewältigen.

Begleitpersonen sind nicht störend für die Therapie, solange sie die Ruhe respektieren, die der Patient haben sollte. Ständig redende und damit störende Personen, unruhige Kinder sind nicht förderlich für das Gelingen der tiefen Entspannung. Die Therapie ist dann auch schon für den Therapeuten und seine Konzentration sehr anstrengend. Menschen, die selbst nicht an die gute Wirkung glauben wollen, sollten nicht mit im Raum bleiben. Man sollte dies vorab mit der zu therapierenden Person besprechen. Eine höfliche Bitte, die kostbare Zeit optimal nutzen zu können, wird jede Begleitperson verstehen.

Ist eine Begleitperson eine sehr nahestehende Person für den Patienten, so hat es sich schon oft als sehr hilfreich für das Verstehen der Zusammenhänge und deren Überwindung erwiesen, diese Person auch mit in das Gespräch und die Testungen einzubeziehen. Dies ist etwas abhängig von der Erfahrung des Therapeuten, wie er mit solchen Situationen umzugehen vermag. Oftmals hilft es dem gerade Therapierten, die Dinge noch nachzuarbeiten und mit der zweiten Person zu besprechen. Sehr oft möchte danach auch die zweite Person einen eigenen Termin anberaumen. Die Wirkung der Entkopplung ist für jeden Beobachter so ergreifend, dass der Wunsch nach ebensolch einer Erleichterung aufkommen kann. Offenheit im Umgang mit der Therapie ist gewünscht. Es soll kein Eindruck von „Zauberei im verborgenen Kämmerlein" entstehen. Diese Transparenz liegt uns am Herzen, sonst gelingt es nicht, das Vertrauen vieler Anwender zu gewinnen und ebenso vieler Nutzer dieses Angebotes.

Eine ganz große Sorge haben wir beim Betrachten der Kostenabwicklung. Die Praxis ist eine Voraussetzung, die vorgehalten werden muss. Dazu kommen noch der zeitliche Aufwand und die Erfahrung des Therapeuten. Alles sollte vom Patienten als sehr individuelle Leistung angesehen werden. Es geht um die Seele. Das Wichtigste ist die Seele, weil wir sie mitgebracht haben und auch wieder mit ins Jenseits zurücknehmen, wenn wir sterben. So sollte es das Wichtigste im Leben sein, etwas für die Seele zu tun. Diese Arbeit hat genauso ihren Preis wie alles auf der Erde, um das sich Menschen sorgen. Diese Inspektion der Seele kann nach zeitlichem Aufwand berechnet werden. Das ist fair, denn die Lebenszeit des Therapeuten ist sehr wertvoll, er braucht auch Mittel, um seine Kräfte zu regenerieren, um Freude in der Freizeit zu haben. Mit dieser Betrachtung möchten wir helfen, dass es zwischen Patient und Therapeut nicht zu Unstimmigkeiten wegen der Bezahlung kommen kann. Eine Vereinbarung über ein angemessenes Stundenhonorar sollte einer Sitzung vorausgehen. Eine ungeahnte Überraschung durch eine zu hohe Rechnung trübt die Freude über das Erreichte, eine zu niedrige Berechnung nimmt dem Therapeuten die Kraft, denn er sollte auch für seinen Energieeinsatz belohnt werden.

In der Praxis sind schon mal Ausnahmen möglich, wenn man weiß, es handelt sich um eine finanziell schlechter gestellte Person. Wir sehen es gern, wenn dann etwas großzügiger gehandelt wird. Umgekehrt ist es schon beobachtet worden, dass Patienten etwas mehr gezahlt haben, als gefordert wurde. Es ist schön, wenn sie sagen: Helfen Sie auch den etwas Ärmeren, dann gleicht sich das wieder aus. So findet es hin und wieder statt, dass der Therapeut von seiner üblichen Berechnung etwas absieht.

Nun sind schon alle praxisrelevanten Dinge genannt worden.

Nur ein Satz noch an die lieben Patienten: Vergesst nicht, Euch mal wieder bei den Therapeuten zu melden. Das wird ja auch bei größeren Entfernungen kein Problem sein. Man kann ja telefonieren. Ein Therapeut, der mit liebender Kraft eindringt in die Lebensprobleme, um sie anschließend mit der ihm erteilten Erlaubnis zu lösen, der ist verbunden mit seinem Patienten und empfindet es als wohltuend und kraftspendend, wenn es eine Rückmeldung über die positiven Veränderungen gibt. Die Therapie an sich sieht so leicht aus, aber es ist eine besondere Intuition und energetische Ausrichtung vonnöten, um sie erfolgreich durchzuführen. Besondere Dankbarkeit braucht es nicht zu sein, aber einfach ein Gedanke an die treibende neue Energie und ihre Quelle ist als Ausgleich gewünscht.

Im Namen aller engagierten Therapeuten danken wir.

So, es war sehr viel bis jetzt, nun sehen wir es als notwendig an, die Pause einzurichten.

16.02.2007

Sehr herzliche Grüße, hier sind eine Menge neue Ärzte, die wir aufgenommen haben für diese Arbeit. Es sind noch viele dazugekommen, da es sich für alle als stimmig erweist, diese Hilfe zu Euch zu senden. Damit ist es noch mal klar, dass es keine Grenzen dieses Potenzials gibt, denn die Zahl der Seelen, die schon hier im Jenseits sind, ist auch im gesamten Medizinbereich unzählig hoch.

Hilfe durch verschiedene Energieübertragungen

Die gestrige Begegnung mit einem Kollegen in Bayern war für Vera sehr wichtig. Der Heilpraktiker hat selbst so viel Gutes getan im energetischen Therapieren, dass er nun auch in der Lage war, die Qualität der Energie, mit der Vera arbeitet, zu überprüfen. Wir sehen, dass er es gern getan hat, Vera die Bestätigung zu geben, dass sie nicht mit unguten oder bösen Kräften gesegnet ist, sondern im göttlichen Sinne Botschaften erhält. Es war nun zum ersten Mal eine Bestätigung von einem kompetenten Kollegen. Sehr viele neidlose Kollegen gibt es leider nicht, somit ist dies ein Geschenk für Vera gewesen, die sich leicht angegriffen fühlte, wenn man sie mit einer leichtfertigen Anschuldigung disqualifizieren wollte, sie habe sich kritisch mit diesen Energien auseinanderzusetzen. Vera ist niemals leichtfertig gewesen, hat sich öfter durch eigene Testungen oder durch Testungen mit Freunden hinterfragt, ob es ein Traum ist oder die Wahrheit, mit der sie arbeitet. Mit der Zeit wird sich eine neue Gewissheit einstellen, die das viele Hinterfragen unnötig macht.

Eine besondere Würdigung der Energien des Rates der jenseitigen Ärzte gab der Kollege Vera mit seiner Bitte zu verstehen, er möchte diese kraftvolle Energiequelle mit in sein Radon-Computerprogramm aufnehmen. Dieses ist ein von ihm entwickelter Weg, positive Energien auf Patienten zu übertragen. Mit unserer Energie des Heilstrahls wird es eine recht gute Ergänzung sein für das ohnehin schon sehr optimierte Programm. Eine gute Hilfe bietet diese Methode, Ärzten, die viele Patienten betreuen, energetische Unterstützung zu geben. Heilung ist immer dann damit zu erreichen, wenn der Patient offen ist für eine solche Therapieform. Sie kann von dem Kollegen sogar in der physikalischen Nachprüfbarkeit erläutert werden. In seinem Fall ist er der Meinung, dass ein Übertragungsgerät mit einer Handelektrode dem Patienten die Hilfe bringen soll. Diese Übertragung ist in Veras Praxis immer dann gegeben, wenn sie die Hände an den Kopf des Patienten legt. Wir sehen die gleiche Wirkung. Ein Therapeut hat sich für den ihm sympathischen Weg zu entscheiden. Es gibt noch keine Prüfungsstelle für die Güte eines Heilers. Es ist jedoch eine guter Weg, sich mit Kollegen kritisch zu unterhalten und die Testungen vornehmen zu lassen, die Bestätigung einer von unguten Energien freien Tätigkeit geben. Es können alle Kinesiologen solche Fragen testen, alle Menschen, die mit einer Rute gut umzugehen wissen, und die vielen Sehenden werden es sagen, wann es etwas zu bedenken gibt. Die Patienten werden es ebenso schnell herausbekommen, ob es sich um Humbug oder echtes Heilen handelt. Man wird nicht mehrmals eine Praxis aufsuchen, wenn es dort nicht Erleichterung im Leiden von Körper und Seele gegeben hätte.

Nun kommen wir zu einem neuen Abschnitt.

Ist Therapiewiederholung notwendig?

In diesem Kapitel soll es um die Grundsatzfrage gehen, wann es eine Therapiewiederholung geben sollte. Die Entkopplung bezieht sich auf alles, was bis zu diesem Moment dem Patienten an Erfahrung in blockierender Weise widerfahren ist. Nun ist das Leben ja danach weiter zu bewältigen und es kommt sicher in der beruflichen oder auch privaten Sphäre wieder zu Hürden, Enttäuschungen und Verletzungen des Einzelnen. Nach einer gewissen Zeit ist die Belastung wieder so groß, dass man sich die Entlastung durch eine Entkopplung wünscht. Es wird aber niemals eine Sucht geben nach dieser Therapieform. Der eine braucht die Entkopplung schon nach einem Jahr wieder, ein anderer erst nach mehreren Jahren. Es kann auch mal vorkommen in einem sehr bewegten Leben, dass die Entkopplung regelmäßig sinnvoll ist und schon nach kürzeren Abschnitten. Das wird aber die Regel nicht sein. Wir begleiten einen Entkopplungsprozess noch in den folgenden Wochen bis zur harmonischen Situation des Patienten. Danach ist er so gestärkt, dass er seine eigenen Fehler aus der Vergangenheit nicht wiederholen würde. Die Mitmenschen spüren den gesteigerten Selbstwert durch dessen gelöstes und bewusstes Auftreten. Es ist bei genauem Hineinspüren eine Veränderung im positiven Sinne beobachtbar. Die Mitmenschen legen sich automatisch eine neue respektvolle Haltung zu, die dem Gegenüber, also der therapierten Person, zugutekommt. Eine rasche Hilfe ist nicht notwendig nach einer Entkopplung, denn die Therapierten sind oftmals zu positiven Lebensveränderungen imstande. Die Sicherheit, dass das Erreichte geblieben ist, kann jederzeit mit der Frage „Ist die

Entkoppelung von .... noch aktiv?“ abgefragt werden. Sie muss nicht wiederholt oder verstärkt werden. Einmal getan, ist die Arbeit erledigt. Neue Traumata sind jeweils nach gewissen Zeitabschnitten abzulösen, damit nicht ein Berg entsteht, unter dessen Last es zu Krankheit kommt.

Damit sind die von vielen Patienten gestellten Fragen beantwortet. Genau, wie die Energie eines Energie-Chips von der Firma in Bayern ihre Wirkung behält, so bleibt auch die erteilte Energie durch die jenseitigen Ärzte erhalten, wenn sie einmal übergeleitet wurde. Allein die Ablehnung oder spätere Diskriminierung dieser oder jener Energiearbeit führt zu einer Blockade, der Patient bekommt die positive Wirkung nicht zu spüren.

Lichtarbeit für Verstorbene von Verwandten

In diesem Moment meldet sich ein lieber Verwandter von Vera. Es ist ihr Onkel Klaus. Er hat die Botschaft zu bringen, dass es seiner lieben Frau am Herzen liegt, die Kinder zu grüßen, damit sie auch in diesem Werk eine gute Hilfe sehen, die Hürden ihres Lebens zu überwinden. Onkel Klaus ist der Meinung, es sollte viel von den Verstorbenen gesprochen werden, damit sie ihre Gedanken in die Nachkommen geben können. Immer in der gedanklichen Vereinigung ist es möglich, die Seele anzuhören. Es wäre für diesen Teil auch noch ein Abschnitt zu gestalten, wie die Familien sich um ihre Verstorbenen kümmern sollten. Sie möchten nicht vergessen werden. So wie es oft in der Praxis geschieht, werden die Seelen erst nach geraumer Zeit ins Licht geleitet. Zuvor ist ein hilfloser, unschöner Zustand im Ungewissen der Seele eingetreten. Es herrscht Verwirrung und nicht die Klarheit, dass es den Weg ins Licht gibt. Nicht alle, aber doch viele Verstorbene brauchen diese Hilfe, die eigentlich die eigenen Verwandten am besten leisten können. Sie können die Verstorbenen am besten identifizieren, wenn sie an sie denken. Somit ist die Ansprache an die verstorbenen Seelen genau ausgerichtet. Eine Übermittlung des Gedankens: „Geh doch ins Licht, dort wirst Du erwartet", ist dann genau an den Verstorbenen gerichtet, wenn jemand Vertrautes an ihn denkt. Man erreicht die vielen Verstorbenen nicht alle durch ein pauschales Gebet. Diese Hilfe ist ganz individuell zu leisten. Somit bleibt die Bitte: Lasst die Verstorbenen nicht in Vergessenheit geraten, sondern hinterfragt ihre Existenz, denn ohne die Lichterfahrung gibt es keine Ruhe im Tode.

Danach ist das Leben der Hinterbliebenen auch viel leichter. Eine unruhige Seele sucht sonst immer wieder Einfluss zu nehmen auf irdische Geschehnisse. Das lässt sich manchmal durch unruhige Gefühlslagen erspüren. Die Gewissheit, ein Verstorbener ist in seiner Ruhe angelangt, die macht auch die Nachwelt wieder zufriedener.

Liebe Grüße, Dein Onkel Klaus

Liebe Vera, sei nicht so eifrig, es ist nun schon viel gewesen. Bis bald.

20.02.2007

Zur Strahlentherapie, Umsetzung und Wirkung

Guten Tag, Vera, wir sehen Dich sehr gern, wenn Du um diese Zeit schreiben kannst. Es ist ruhig und viel Licht im Zimmer. Wir sind sehr bemüht, eine Zeit zu finden, die es leicht möglich macht, die Botschaften zu übertragen. In der Mittagszeit ist es immer am einfachsten. Wir bekommen die Übertragungsenergie durch das starke Licht. Nun aber zum Thema:

Es soll nun zu einer Stellungnahme zu einigen Arbeiten kommen, die nicht in unserem Sinne wären. Die Arbeit am Patienten sollte nicht bedeuten, dass sie anstrengend ist für einen Therapeuten. Die Energie der Therapeuten wird nicht angegriffen. Ein Therapeut darf also auch nicht beim Patienten den Eindruck erwecken, es sei eine enorme Anstrengung für ihn. Die Testung ist vielleicht noch anstrengend für Patient oder Therapeut. Die Übertragung der heilenden Energie ist jedoch ein Kinderspiel. Es bedarf weder der geistigen noch der körperlichen Anstrengung. Im Anfang hat sich unser Medium Vera auch etwas schwergetan, war sehr konzentriert bei der Arbeit, aber heute ist es eine leichte Übung für sie. So sollte es nach kurzer Zeit bei allen Anwendern laufen. Die Arbeit ist natürlich auch dadurch erleichtert, wenn die Erfolge einem die Vertrauensunsicherheiten genommen haben. Mit zunehmender Erfolgsquote steigt auch das Selbstbewusstsein des Therapeuten. Er tut sich nicht mehr schwer in ausschweifenden Erklärungen und Begründungen. Er tut es so, wie er es vertreten kann. Eigentlich tut die regelmäßige Einbindung in der Übertragung auch dem Therapeuten gut. Er erfährt eine Stärkung seiner eigenen Lebenskraft.

Diese leichte Arbeit ist aber mit gefühlvollem Umgang zu verbinden. Ein Kind sollte auch kindgerecht beklopft werden. Das Klopfen ist sehr sanft durchzuführen, in keinem Fall darf es wehtun. Auch das Auflegen der Hände zum Danken und Segnen darf nicht mit Druck erfolgen. Das führt zu Verspannungen, die unangenehm sind oder auch Angst auslösen. Die sanfte Berührung ist in der Behandlung erwünscht. Nun sollten wir aber auch auf die grundsätzliche Belastung beim Patienten zu sprechen kommen. Es gibt schon Nebenwirkungen dieser Therapie.

So können die folgenden Stunden von Müdigkeit gezeichnet sein, es kann nächtlich zu unruhigen Träumen führen, es kann zu Tränenausbrüchen oder zu Redeschwall führen. Alles sind Reaktionen auf die Erleichterung. Die Erleichterung von beklemmenden Eindrücken ist die Freigabe zu neuem Erlebensgefühl. Mit dieser neuen Sichtweise muss alles neu geordnet werden, was es zu bedenken gibt. Die Betrachtungsweise des gesamten Lebens kann sich ja mit einer Entkopplung rasant ändern, also ist eine Art und Weise der Verarbeitung gewünscht. Es ist gut, auf das Gesprächsverlangen eines Patienten einzugehen. Von Vorteil ist natürlich immer ein näherstehendes Familienmitglied, das die Gespräche und Veränderungen mit beobachten und begleiten kann. Bei Personen, die ganz allein leben, sollte es zu weiteren Terminen der Nachbesprechung kommen. Andernfalls bleiben die schönen Veränderungen unbeachtet. Eine Würdigung der positiven Veränderungen durch Außenstehende ist sehr wichtig. Daran erlernen auch diese Mitmenschen, dass die Therapie sich für das gesamte Umfeld zum Vorteil auswirkt. Es ist ganz wichtig zu wissen, dass die Bezugspersonen einer therapierten Person niemals schlechter gestellt werden als zuvor. Sie haben zwar ein verändertes Familienmitglied oder einen veränderten Freund / eine veränderte Freundin, das ist aber für die Übrigen nur im Positiven zu sehen. Sollte die Person sich dahingehend verändern, dass sie mehr für sich selbst tut, so sollte das die Lernerfahrung der Mitmenschen sein, dieses zu achten, die Person ihren eigenen Weg gehen zu lassen und sie nicht auszunützen. Diese Grenze kann leicht überschritten werden. Darum ist ein Lernprozess immer erreicht, auch zur richtigen Zeit etwas zum Wohl des anderen beitragen zu dürfen. Die Entscheidung des Einzelnen darf nicht übergangen werden, denn diese Freiheit ist eben das Grundrecht eines Einzelnen auf seine Persönlichkeitsentwicklung. Die Entkopplungen stärken den Einzelnen, auf seine Bedürfnisse zu achten. Die Erfahrung der Mitmenschen, dass es diese Persönlichkeit zu achten gilt, ist für deren Entwicklung zum Vorteil. Je mehr Menschen diese Therapie erfahren, desto mehr Achtung gegenüber der Würde des anderen wird es in der Gesellschaft allgemein geben. Wir stärken ja die Familienmitglieder, die Firmenangehörigen, die Teile der Gesellschaft sind.

Zu Führungspersonen – Erfolg einer Firma

Sehr wichtig ist es in Zukunft, dass Menschen, die wichtige Stellen in einem Betrieb oder in einer gesellschaftlichen Einrichtung einnehmen, sich als Vorbilder zeigen für diese Achtung des nächsten Mitmenschen, der ihm unterstellt ist, für den es Verantwortung zu tragen gilt. Die Erfahrung hat gezeigt, dass die besonders harten, unnahbaren Vorgesetzten eine schwere, lieblose Kindheit hatten. Mit der Ablösung dieser Traumata sind sie wieder frei für die mitmenschliche Umgangsweise. Diese neue Umgangsweise werden die Mitarbeiter durch mehr Leistungsbereitschaft honorieren. Ein Chef, der nur abweisend, ohne Verständnis ist, der wird sehr bald spüren, dass die Belegschaft die innere Kündigung ausgesprochen hat. Das heißt, es wird nur noch Dienst nach Vorschrift ohne Engagement gemacht. Das hat Auswirkungen auf Kundenzufriedenheit und vieles mehr. So ist ein Unternehmen nur schwer zu leiten. Mit dem Verständnis für die eigene Entwicklungsgeschichte und mit dem Abbau der entstandenen Verhärtungen – wir nennen es Blockaden – gelingt die Führung dann mit einer neuen Leichtigkeit. Wir beobachten, dass es sich in der Wirtschaft nun auch bemerkbar macht, dass die harten Manager nicht mehr vorankommen. Sie müssen sich von menschlichen Beratungen begleiten lassen, wie die Firmenzufriedenheit wieder hergestellt werden kann. Mitarbeiterschulungen, Kommunikationstrainings, systemische Firmenaufstellungen, modernes Management wird unterrichtet. Findet ein Führungsmitarbeiter zu seiner eigenen Überwindung von Blockaden, so kann er leicht seinen Mitarbeitern diesen Weg öffnen. Mit Liebe und Verständnis gewinnt er das Vertrauen seiner Mitarbeiter und motiviert sie. Jemand, der sich geachtet und geliebt fühlt, leistet mehr für seine Firma. Dieser Zusammenhang ist so einfach, bedarf keiner theoretischen Analyse. Es ist das einfachste Führungsprinzip der Welt. So hat Jesus geführt, hat sich als Diener seinen Jüngern geopfert. Verlangt ein Chef nur Opfer auf seinem Weg zu Reichtum und Erfolg, so ist es nicht mehr lange, dann sind die Sympathien zerstört. Gibt er etwas ganz Persönliches von sich, die Liebe und das Verständnis, die Achtung, dann werden seine Erfolge steigen. Denn hinter diesen Chef stellt sich die Belegschaft des Unternehmens gern.

In allen Bereichen der Gesellschaft gibt es diese Hierarchien und Strukturen. Ohne diese gibt es keine Ordnung. Doch in manchen gelingt die Führung zum Wohl der Dinge, die zu erledigen sind, in anderen nur sehr schwer.

Mit diesen Gedanken möchten wir anregen, die Entkopplung in vielfältiger Weise zum Einsatz zu bringen. Es sollte sich nicht nur ein kranker Körper einer Therapie stellen, es kann auch schon eine ungute Stimmung, die ungeklärte Krise eines Unternehmens zu einer Verbesserung gebracht werden. Wir helfen gern, immer wenn es darum geht, ein System zum Wohle der Menschen zu heilen.

Für heute war es genug, wir danken.

Ab jetzt schreibe ich während unseres Urlaubs auf Fuerteventura.

12.03.2007

Guten Morgen, Vera. Wir haben uns bei Dir versammelt an Deinem Platz in der Sonne auf dem Balkon. Es gibt einen neuen Abschnitt für Teil II zu schreiben. Er wird von dem Arzt Julius Hackethal übermittelt.

Dr. Julius Hackethal

Hier ist Julius Hackethal. Wir freuen uns, dass Du auch im Urlaub an uns denkst. Somit gibt es gute Zeit zu schreiben. Als einer Deiner Freunde meinte, wir sollen Dich im Urlaub in Ruhe lassen, fanden wir Deine Stellungnahme zu dieser Arbeit sehr erfreulich. Es ist schön, dass es Dich so bereichert, dass es kein Opfer für Dich ist, auch in der Freizeit mit uns zu arbeiten.

Wenn wir Dir auf Wunsch bei Angehörigen und bei Patienten helfen, so sollte das nicht eine Verpflichtung zum medialen Schreiben erwirken. Wir sehen, dass es notwendig ist, viel für die kranken Mitmenschen zu tun. Wir möchten, dass Deine Arbeit immer freiwillig bleibt. So ist es dann entspannt und führt zu besserer Kommunikation. Cristina ist die Vermittlerin. Sobald sie es gestattet, kommen wir zu Dir. Es ist nicht so, als wären die vielen Seelen der jenseitigen Ärzte ständig bei Dir. Sie lassen Dir die Freiheit, und wenn sie gerufen werden, kommen sie mit Freude.

Zu einer schwer erkrankten Krebspatientin

Mein Anliegen ist es, heute etwas zu der lieben Patientin zu sagen, die vor einigen Tagen noch zu Dir kam. Sie hat eine schwere Tumorerkrankung und ist unheilbar krank aus körperlicher Sicht. Leider ist die schnell fortschreitende Krankheit nicht mehr zu stoppen gewesen. Wir sehen aber, dass die Gespräche in der Praxis sehr viel bewegt haben. Die Patientin hatte viel auf ihrer Seele, was einfach als qualvolle Last zu sehen war. Sie hat nicht umsonst so heftig geweint, wenn an die Situationen erinnert wurde, die so leidvoll waren. Diese Traurigkeit hat bedeutet, dass es noch nicht überwundene Lebenseindrücke waren. Endlich hat sie eine Chance gehabt, alles mal auszusprechen. Die Gegenwart des Bruders, dessen Frau und ihres lieben Mannes waren hilfreich. Sie fühlte sich durch alle getragen und verstanden. Auch die anderen kannten das Leid, wussten es aber nicht so aufzulösen, wie es mit der Entkopplung geschehen ist. Alle sind nach der Therapie ebenfalls erleichtert. Alle haben sie innerlich geweint und sich nach der Arbeit mit Dir so viel besser gefühlt. Es hat kaum jemand die Wunderheilung in der Richtung erwarten können, dass die körperliche Erholung plötzlich stattfinden wird. Sie wussten von dem nahen Tod ihrer lieben Patientin und sahen es als Glück, dass Du, liebe Vera, von vornherein gesagt hast, Du würdest alles tun, um eine mögliche Heilungschance nicht zu vergeben, aber es sei bei dem Stadium der Erkrankung schon besonders schwer. Das war so ehrlich und hat dennoch alles offen gelassen. Du machst es genau richtig, zu sagen, dass Gott den Moment des Todes allein bestimmt.

Die Patientin hat für die letzten Tage einen großen Gewinn empfangen. Sie weiß, dass es eine Seele gibt, die auch später noch existent ist. Sie weiß, dass sie gehandelt hat aufgrund ihrer Kindheitseindrücke. So weiß sie auch ihre lieben Verwandten zu nehmen, was von denen getan wurde, nicht zu verurteilen, sondern auf deren Prägungen zu sehen. Dann ist es leichter, die anderen liebend anzunehmen. Sogar den Tod eines geliebten Kindes konnte sie als Entscheidung Gottes akzeptieren. So wurde sie frei von einem Berg an Schuldgefühlen.

Lass es Dir bitte sagen, dass es für die Patientin und deren Familie ein Segen war. Ihr bevorstehender Tod hat viel geregelt, was sonst nicht beachtet worden wäre. Für die körperlich sehr leidende Frau ist der Tod eine Erlösung. Die Seele ist schon durch die Entkopplung von den Lasten des Lebens erlöst.

Wir sehen bei Dir noch viel Schmerz, dass Du nicht mehr tun konntest. Die dankbaren Reaktionen der Angehörigen der Patientin erstaunen Dich. Sie heucheln nicht, sie haben die tiefe Liebe und Hilfe gespürt. Lass Deine Tränen mal laufen, so wie jetzt, wo Du allein bist. Wenn Du in der Praxis arbeitest oder telefonierst, hast Du schon eine gute Fassung gezeigt. Wir sind ganz bei Dir, wenn es so schwer wird. Vertraue weiter auf unsere Arbeit, und sie wird dafür sorgen, dass auch Du in solchen Situationen gewachsen bist, die richtigen Worte findest und nicht weinen musst. Man wird Dich nicht für kalt und wenig empfindsam halten. Lass uns Deine Seele stärken und begleiten, wenn die Arbeit auch an Deine Nervenkraft geht. So wie wir es eingerichtet haben, dass die Patientin zu Dir kam, so haben wir auch die Therapiegespräche und Deine Kraft geführt. Ich war ja ganz persönlich gerufen, weil ich Dir versprochen hatte, bei Krebspatienten gern zu helfen. Wir müssen in jedem Falle entscheiden, ob es eine Überwindung der Krankheit gibt, also die Heilung auf körperlicher Ebene, oder ob es die Überwindung der Krankheitsursachen gibt, mit der Befreiung der Seele von den zurückliegenden Traumata.

Liebe Vera, hier ist es erstmalig in Deiner Praxis zu dieser Härte gekommen, dass Du so schnell Abschied von der lieben Patientin nehmen musst. Es ist möglich, dass es solche Abschiede öfter gibt, denn auch die Patienten, die bewusst dem Sterben entgegensehen, möchten die Therapiemöglichkeit der erlösenden Entkopplung nicht verstreichen lassen.

Zu Sterbehilfe

Ich habe eine andere Art der Sterbehilfe empfohlen, sehe nun in dieser Form aber die einzig richtige Möglichkeit, um das Sterben zu erleichtern, das Abschiednehmen, das Hinübergehen zu begleiten, ohne mit Gott und seinem Willen in Konflikt zu kommen. Deine Arbeit wird ja immer mit der Erlaubnis von Gott vorgenommen. Alles, was dann geschieht, ist auch nicht gegen seinen Willen.

Ich habe gern zu dieser aktuellen Situation Stellung genommen. In der nächsten Zeit wird es mehr solcher Fälle geben, sei darauf vorbereitet.

Mit lieben freundschaftlichen Grüßen
Dein Julius Hackethal

13.03.2007

Elisabeth Kübler-Ross

Zur Therapie vor dem Sterben

Guten Morgen Vera, hier ist eine Kollegin, die Du schon von verschiedenen Schriften kennst.

Ich bin Elisabeth Kübler-Ross aus der Schweiz. Lange habe ich in Amerika gelebt und über den Tod und die Eindrücke von Sterbenden geforscht. Nun sehe ich, dass es fast so ist, wie ich es im Leben verstanden habe. Es gibt nur einen kleinen Teil, den ich aus meiner jetzigen Situation anders sehe. Ich möchte meinen Freunden gern darüber Auskunft geben, wie ich heute mit Sterbenden umgehen würde, wenn ich sie begleiten dürfte. Zunächst ist es ganz wichtig, mit dem Sterbenden noch einmal auf sein Leben zu sehen, alles Gute und weniger Gute zu würdigen, es zu segnen mit Gottes Liebe und für alles Verständnis zu zeigen, ohne eine Bewertung oder Verurteilung vorzunehmen. Diese Aussprache ist sehr wichtig, es ist fast so ein Therapiegespräch, wie es in Deiner Praxis geführt wird. Wichtig ist jedenfalls, dass keine Urteile vom zuhörenden Therapeuten getroffen werden, denn der Sterbende hat sein eigenes Urteilsvermögen und mögliche Einsichten sind dann wie Entschuldigungen, Vergebungen oder Danksagungen zu verstehen. Diese Energie ist noch wertvoller für die Mitmenschen und Angehörigen des Sterbenden, wenn der Sterbende von sich aus diese mental an die Betreffenden richtet. Die Hilfe durch eine Entkopplung ist dann eine Verstärkung, die dem Patienten noch spürbarer und rascher die Erleichterung bringt. Wir sehen es als ganz große Hilfe für schon sehr geschwächte Patienten, wenn jemand wie Du, Vera, auch die Aufhebung der Konflikte unterstützt und danach die Bestätigung per Kinesiologie nachweisen kann. Wir haben es uns so gewünscht, dass diese Hilfe jedem zuteil wird, doch es wird noch eine Weile andauern, bis die Methode der Entkopplung mit unserer Heilenergie sich verbreitet hat. Noch bist Du es allein, die so arbeitet, aber schon bald gibt es weitere liebevolle Therapeuten, die diese Arbeit unterstützen.

Ja, es stellt sich bei manchen jetzt die Frage, wie sich die Therapie auf die Zeit nach dem Tod auswirkt. Eines möchte ich unbedingt anmerken: Der Weg ins Licht, die Orientierung auf die Erlösung im Jenseits ist nach einem Sterben in Frieden mit allem, was im Leben geschehen ist, leichter zu erreichen. Mit dem Gefühl des Angenommenseins, des Akzeptiertseins von Gott, wie es am Ende der Entkopplung sich zeigt, ist auch die Seele mutig, ins Licht zu wandern. Dort ist es nicht mehr schwer, auch die Aussprache vor der göttlichen Allmacht zu bestehen. Der Weg zum Frieden im Jenseits ist leichter als ohne Entkopplung. Wir haben es oft als letzte Ölung so sehen wollen, doch es gibt den Unterschied, dass die Ängste noch nicht allein damit überwunden waren. Angst und Schuld gibt es hier im Jenseits nicht. Wir helfen jedem, der sich wünscht, in Frieden zu gehen.

Nun habt Ihr die Frage, warum wir nicht von selbst eingreifen in die Abläufe beim Sterben. Dies ist uns nicht erlaubt. Es ist auch keinem Therapeuten oder auch Priester erlaubt, etwas ohne Zustimmung des Patienten oder der geistigen Helfer zu erwirken. Eine Vorbedingung stellt es dar, dies zu würdigen.

Die geistigen Helfer oder auch wir im Rat der jenseitigen Ärzte werden auch gegenüber der göttlichen Allmacht im Respekt und in Demut verbleiben. Wir nehmen Gott keine Entscheidung ab, sondern dienen in seinem Sinne den Menschen, die es gern mögen.

Zum Sterben von Kindern

Ich habe mich viel mit sterbenden Kindern beschäftigt. Ich weiß, wie schwer es den Eltern fällt, sie loszulassen. Bitte helfen Sie auch sterbenden Kindern. Ein Trauma muss ja gar nicht aus diesem kurzen Leben stammen. Die Konflikte, die zu überwinden sind, können auch schon aus früheren Leben stammen. Die Überwindung und Entkopplung ist ja ganz leicht. Man testet stellvertretend die Eltern, Vater oder Mutter, man fragt, ob Erlaubnis gegeben ist, und kann das Kind selbst oder auch stellvertretend einen Elternteil zur Therapie heranziehen. Ein Kind wird so sanft in den Tod gleiten. Die Eltern spüren durch die Testung, dass die Aufgabe des Kindes auf der Erde vollzogen ist. Es ist für viele noch fremd, dass es ihrem Kind im Jenseits besser geht als im harten Leben. Der spürbare Beweis ist ein tiefer Trost für die Eltern, die ein recht hilfloses Kindchen verlieren. Es wäre ein Segen in allen Kliniken, wo es um Sterben geht, ob Krebskliniken oder Kinderkrebskliniken, diese Hilfe zu etablieren. So ist es unser Ziel. Nachdem sich diese Therapie verbreiten konnte, wird es eine andere Qualität des Sterbens dort geben.

Noch ungläubige Ärzte achten kritisch auf die Veränderungen. Sie nehmen aber im Grunde ihres Herzens die Arbeit als segensreiche Erleichterung wahr. Medikamente können helfen in wesentlich geringerer Dosis. Es ist also etwas dran an der neuen Therapie. Viel Liebe benötigen die Therapeuten für diese besondere Sterbehilfe. Sie brauchen die Stärkung ihrer Seele durch ihre geistigen Helfer, ihre Engel und auch gern durch uns jenseitige Ärzte. Diese Hilfe versprechen wir jedem, der sich solch einer Aufgabe stellt. Es ist die große Kraft und Liebe, die auch in unserem Heilstrahl gegeben ist. Bitte verzagt nicht bei so viel Leid, es gibt die wunderbare Hilfe, es zu einer guten Erfahrung zu machen. Übrigens sind die Kinder noch viel offener und vertrauter für diese Arbeit. Sie sehen es als selbstverständlich an, dass sie eine Reise ins Jenseits antreten, mit der sie zum Neubeginn eingeladen werden. Sind sie noch sehr klein, ist ihre Seele noch gut verbunden mit dem Jenseits. Sie freuen sich, ihre Lieben hier wiederzufinden.

Nun noch eine Bitte: Ist ein Kind hinübergegangen und konnte wegen der Umstände nicht zu Lebzeiten eine Therapie erfolgen, so ist es für die verzweifelten Eltern eine sinnvolle Hilfe, die Trauer zu begleiten, die Seele des Kindes ins Licht zu senden. Erfolgt diese Lösung nicht bald, so kann die Seele des Kindes noch geraume Zeit nicht zur Ruhe finden. Es ist für die Trauernden sehr wichtig, dies zu wissen! Nehmt die Hilfe an, die die Therapeuten mit der Entkopplung auch für die verstorbenen Seelen erwirken dürfen. Jede Seite kann die Trennung durch den Tod so besser überwinden und sich besser weiterentwickeln.

Zur Ethik der Therapeuten

Ich möchte noch anmerken, dass wir die Qualität der Therapeuten überwachen. Es dürfen keine kommerziellen Auswüchse aus diesen Fähigkeiten erwachsen. Die Therapeuten, die in Demut und Liebe bleiben, sind für uns die für diese Energiearbeit autorisierten Helfer. Es wird nicht in Massenheilungen enden, wir dürfen die Hilfe nicht in Missachtung Gottes und zum Vorteil weniger kommerzieller Bestrebungen zerstören. Es wird im folgenden Buchverlauf eine gute Richtschnur für die Verhaltensweisen der Therapeuten geben. Es ist nicht leicht, in der heutigen Zeit der Gewinnsucht zu widerstehen. Jeder hat seine Bedürfnisse, seine wirtschaftliche Lage zu festigen. Es soll daher ein ausgewogenes Verhältnis geben zwischen Aufwand und Ausgleich dafür. Ein Ungleichgewicht würde die wertvolle Energie zerstören. Wir helfen sehr gern mit den Ausführungen zu diesem Thema weiter, wie es zwischen Patienten und Therapeuten zu der Balance kommt und bleibt. Alle Fragen, die neue Therapeuten haben, sollten in einem Frage-und-Antwort-Buch über unser Medium Vera bearbeitet werden. Bitte sendet ihr die Fragen, wir geben Vera die Antworten. So ist es eine Ordnung, die gewünscht wurde. Wir danken für das Verständnis, dass wir vom Rat der jenseitigen Ärzte diese Organisation bevorzugen. Es käme sonst zu unguten Konstellationen. Es ist eine noch umfassende Aufgabe für unser Medium Vera in Aschau. Sie bekommt die Kraft und Ausdauer, diese Aufgabe zu bestehen. Freunde zu ihrer Seite und Patienten, die sie achten und lieben, sind ebenso eine Quelle der Kraft. Es ist so gesorgt, dass diese Arbeit in Würde vollzogen wird.

Ich freue mich, dass ich diese Gedanken übermitteln durfte.

Es gibt nun weitere Abschnitte im Rat der jenseitigen Ärzte zu erarbeiten.

Viel Freude bei der Lektüre, mit lieben Grüßen

E. Kübler-Ross

14.03.2007

Wir sehen, dass es Dir gut geht und Du im Urlaub möglichst viel schreiben möchtest.

So freuen wir uns, dass es gut vorangeht.

Zum Selbstwertgefühl von Kindern

Heute gibt es eine Stellungnahme der Ärzte aus dem Jenseits zu dem Problem der Züchtigung von Kindern und dem Missbrauch. Viele Eltern und Erzieher können sich nicht vorstellen, dass ein Kind aggressiv reagiert, weil es nicht geliebt und geachtet wird. Die Reaktion der Erziehungsberechtigten ist darauf die Bestrafung teils durch Schläge. Damit wird das Problem nur noch verschlimmert, die Kränkung des Kindes vertieft sich. Eine große Kränkung führt zu der Reaktion des geschwächten Selbstwertgefühls. Ist es so, dass sich das Kind oder der Jugendliche nicht angenommen und wertlos fühlt, so treten durch das Unterbewusstsein Reaktionen von Protest und Imponiergehabe auf. Es ist oft in einer Schulklasse bei einigen Schülern ein übertriebenes Verhalten zu beobachten, was den Unterricht stört, die Lehrer nervlich an ihre Grenzen zwingt und nicht rational zu erklären und zu besprechen ist. Wir haben es dann oft mit dem Syndrom von Hypo- oder Hyperaktivität zu tun. Beides kann die Reaktion auf das Gefühl der Wertlosigkeit sein. Diese Kinder haben Bedarf, sich selbst mal äußern zu dürfen, wie sie sich empfinden. Sie mögen gern über sich sprechen, was schon ein Zeichen von Zuwendungsbedürftigkeit ist. Hier ist immer die Aussage zu testen: „Ich bin wertvoll. Ich bin liebenswert." Es gibt dort ohne Auflösung der Konflikte niemals eine bejahende Antwort per Kinesiologie. Wir stellen fest, dass es nicht immer aus der Zeit des aktuellen Lebens stammen muss, was die Kinder so gekränkt hat. Es ist durchaus möglich, dass die Seeleneindrücke aus den vorhergehenden Inkarnationen oder während der Embryonalzeit oder der frühesten Kindheit noch nicht überwunden sind. Eine Therapie mit dem von uns erbetenen Heilstrahl hilft diesen jungen Menschen, auf ein solches Energieniveau zu kommen, dass die Konflikte überwunden sind, sich ein gesundes Selbstwertgefühl einstellen kann und zudem wegen der inneren Ausgeglichenheit und Harmonie bessere Konzentration in der Schule möglich ist. Wir haben viele Kinder so beobachtet, die sich nach der Therapie in Veras Praxis in dieser Weise verändert haben. Nun bitten wir alle Therapeuten für solche als verhaltensgestört eingestuften Kinder, auch an diese Arbeit zu denken. Eine Umerziehung bringt nur eine qualvolle Zeit für die Kinder, es soll die Einsicht in ihnen wachsen, dass sie sich ändern müssen. Die Kinder sind eigentlich lieb und möchten vorankommen in der Schule. Sie sind wissbegierig, möchten sozial und harmonisch leben. Sehen wir auf die möglichen Ursachen für ihr konträres Verhalten, dann ist es klar, sie brauchen dringend die Lösung bzw. die Aufhebung, also was wir mit der Entkopplung erreichen, von den Konflikten, die sie zu dem besonderen Verhalten getrieben haben. Lassen Sie uns nicht vergessen, dass es die unbewussten Konflikte sind. Eltern sehen oft gern auf die optimale Versorgung, die gute Kleidung und den Komfort, den sie den Kindern ermöglichen. Sie empfinden es oftmals als undankbar, dass die Kinder ihnen nicht als Ausgleich nur Freude bereiten und gute

Noten präsentieren. So entsteht zu dem ursprünglichen Seelendruck noch das schlechte Gewissen bei den Kindern, dass sie die Erwartungen der Eltern nicht erfüllen – somit wieder eine Last auf der Seele: Schuldgefühle.

Es kommen so viele Schichten obenauf, dass es für ein Zusammenleben immer unerträglicher erscheint. Gibt man Kinder wegen der schwierigen Lage in ein Internat, so fühlt das Kind oftmals die Trennung vom Elternhaus auch noch als Ablehnung und Ausgrenzung. Liebe Eltern, habt Ihr eventuell ein Sorgenkind, so denkt bitte an die Erklärungen, führt diese Kinder zu einer Entkopplungstherapie. So wird es leichter für das Leben der traurigen Kinder.

Kinder spiegeln die Eltern

In manchen Fällen ist auch die Überwindung der Traumata bei Eltern sehr wichtig. Kinder spiegeln die Stimmungslage der Eltern wider. Weigert sich ein Elternteil, seine Probleme anzusehen und therapieren zu lassen, so kann das die Schritte der Überwindung und Entkopplung der übrigen Familie wieder blockieren. Stellt sich nach der Behandlung der Kinder keine Verbesserung ein, dann sollten die Eltern darüber nachdenken, die Therapie für sich zu besprechen. Zufriedene Eltern, die sich ein erfülltes Leben gestatten, diese Eltern gestatten auch ihren Kindern Freude und Harmonie. Es ist schon wertvolle Literatur über die Spiegelung von Gefühlslagen auf dem Buchmarkt. Eine Beachtung dieser Erkenntnisse hilft auch hier weiter.

Nun sei noch darauf hingewiesen, dass wir es ohne Wertung meinen, wenn wir zur Therapie raten. Kinder sind glücklich über glückliche Eltern, Eltern freuen sich über glückliche und erfolgreiche Kinder, die eines Tages in der Lage sind, als Erwachsene zu handeln und konsequente Lebensentscheidungen zu treffen. Die Gefühle kann man noch nicht messen oder optisch wahrnehmen. Sie sind als Energie aber vorhanden und die feinen Sensoren des Nervensystems registrieren sie. Die wichtigste Resonanz der Gefühle beginnt zwischen Eltern und Kindern. Wird die Empfindsamkeit gepflegt, so sind die Heranwachsenden später gut in der Lage zu spüren, was gut oder weniger gut für sie ist.

Diese Ausführungen sind wichtig für Eltern und für Paare, die Eltern werden möchten. Wir danken für die Aufnahme in unseren Schriften, liebe Vera.

15.03.2007

Sorge um die Eltern, Ängste vor dem Abschied

Schön, liebe Vera, dass es Zeit ist für die Schrift unseres Werkes. Wir sehen, dass Du gerade in Ruhe und Entspannung bist. Wir haben gerade die Sorge für Deine Eltern übernommen und Du hast die Erleichterung bei Dir selbst wahrnehmen können, dass es so nun alles geregelt ist zum Besten für Deine Eltern. Es ist eine schwere Zeit, wenn Eltern krank sind, älter werden, man mit dem Ableben rechnen muss. Wir sehen die Anspannung bei so vielen Menschen, die in der ungewissen Situation leben. Wir sehen, dass es auch bei jungen Menschen täglich dem Ende des Lebens zugehen kann. Es wird nur bei älteren Personen damit gerechnet. Die Angehörigen können es nicht aufhalten, was geschieht, wenn es um Gottes Plan geht. Es ist nicht so ersichtlich für die lebenden Menschen, aber es ist immer zum Wohle des Einzelnen, was geschieht. Gerade fällt Dir ein, was Deine Oma Berta immer sagte: „Was Gott tut, das ist wohlgetan." Sie hat damit gemeint: Es ist leider oft schmerzhaft, einen Abschied zu vollziehen, aber es ist der rechte Moment im Lebensplan eines Menschen. So wird es auch Momente in jedem Leben geben, die man verdrängen möchte, doch sie sind unausweichlich, unumgänglich. Sich darauf einzustimmen, wie es Deine Oma getan hat, als sie vor vielen Jahren sterben durfte, ist eine gute, kluge Maßnahme.

Im Fall deiner Eltern gibt es nun noch Hilfen, die ein Leben weiter ermöglichen werden. In anderen Fällen hat Gott seine

Entscheidung getroffen. Wir sehen dann auch keine Möglichkeit, energetisch ein Leben zu verlängern. Dann müssen wir uns mit der Hilfe beim Sterben engagieren. Lasst es geschehen, es ist nicht so schlimm, wie es aus der Sichtweise der Lebenden angenommen wird. Im rechten Moment verlässt die Seele den Körper und kann gehen in eine friedlichere Heimat. Erleichtern können wir mit unserer Energie die Seelen der Sterbenden und auch die der Angehörigen. Diese Therapie ist abrufbar von Menschen, die unsere Arbeit achten und damit würdig umzugehen wissen. Wir danken allen, die uns ihr Vertrauen schenken, es ist uns eine Freude, bei solchen oft schmerzhaften, tragischen Situationen helfen zu dürfen. Die Schutzengel sind ohnehin bei jedem Menschen. Wenn wir gebeten werden, kommen wir noch dazu, um sie und die Engel der Mitmenschen zu beraten und zu unterstützen. Es ist uns nicht zu viel, ruft uns, wenn ihr eine zu große Sorgenlast zu tragen habt!

Nun grüßen wir in Liebe, bis bald, die jenseitigen Ärzte.

16.03.2007

Lebenserhaltende Medizin – Hilfe von jenseitigen Ärzten

Hallo von den Ärzten im Jenseits!

Es gab schon viel zu tun, denn wir hatten uns wie versprochen zunächst um Deine Mutter im Klinikum Göttingen zu kümmern. Da sie die große Elektrokardiotherapie nun überstanden hat, möchten wir diesen aktuellen Anlass zum Thema nehmen, um etwas zu solchen Maßnahmen zu sagen. Wir sehen, dass es medizinische Maßnahmen gibt, die ein Leben verlängern können. Es sind diese Hilfen eingerichtet worden von Ärzten, die sich als Helfer Gottes auf der Erde bemühen, wenn möglich die Lebensverlängerung herbeizuführen. In Fällen, in denen ein Sterben von Gott gewollt ist, kann eine solche Maßnahme nicht mehr wirken. Es ist so, wie es der gestrige Satz sagt: „Was Gott tut, das ist wohlgetan." Greifen die medizinischen Hilfen, so ist es auch von Gott so gewollt, die Lebenszeit darf noch weiter anhalten. Die Krisen sind oft für die Kranken ein Hinweis, dass ihr Leben nicht ewig währen kann. Sie werden so aufmerksam, die Gesundheit zu pflegen, die persönlichen Aufgaben in Ruhe zu beenden, und dürfen dann in Frieden gehen. Einige haben diese Chance nicht, sie sind schnell schon im Jenseits, von ihnen ist keine Lernarbeit mehr gefordert. Es ist für sie der richtige Moment zum Sterben gekommen. Verstehen können es nicht die lebenden, aber die jenseitigen Bezugspersonen.

Wir sehen nun durch mediale Schriften die Möglichkeit, für die Gegangenen etwas an die Hinterbliebenen zu vermitteln.

Diese Nachricht sollte die Trauerarbeit in Zukunft erleichtern, denn die Nachkommen sind gefordert, die Lebensaufgaben weiter zu verfolgen und nicht in Trauer zu verharren. So ist es möglich, die Kontakte zu verstorbenen Seelen im Jenseits über uns, die jenseitigen Ärzte, zu nehmen. Damit ist in jedem Fall ausgeschlossen, dass jemand ungute und falsche Informationen von irrenden Geistern empfängt, die sich nur zu gern einschalten, um die Menschen zu ängstigen oder sich über sie zu belustigen. Die noch lebenden Angehörigen haben ein Recht auf seriöse Antworten. Sie möchten nicht von unliebsamen Geistern besucht werden. Kommt ein Kontakt über die Gemeinschaft, also den Rat der jenseitigen Ärzte, zustande, so sind solche Enttäuschungen nicht möglich. Es werden Patienten in Veras Praxis kommen, die wissen von ihrer Gabe, die medialen Schriften zu empfangen. Dort ist es bald der Wunsch von Angehörigen zu wissen, wie es im Jenseits zugeht. Wir senden für die Verstorbenen gern die Botschaften an die Hinterbliebenen. So soll Trost und Freude sich verbreiten und die eigene Angst vor dem Sterben überwunden werden. So wie wir heute über die Behandlung von Veras Mutter geschrieben haben, können wir die Wahrheit auch aus der jenseitigen Welt medial empfangen lassen. Die Ärzte sollten es nutzen, um ihre Arbeit noch besser gestalten zu können. Mit einer Frage, ob die Therapie greifen konnte, wird sich zeigen, ob sie angeraten war oder nur ein Weg, um die Sterbephase zu verkürzen. Nun sollte es aber nicht zur Manie werden, die Seelen im Jenseits ständig anzurufen. Sie haben diese Möglichkeit, können sich aber auch zurückziehen. Sie haben den freien Willen, wie die Menschen im Leben auch. Sie sehen, wann eine Botschaft auf guten Boden trifft, um z. B. Trost zu geben, oder wann sich jemand damit zum Selbstzweck als „Meister im Jenseitskontaktherstellen" zeigen möchte. Dies ist nicht gewünscht und wird gegebenenfalls unterbunden. Leider dürfen wir noch nicht mit jedem Menschen einen Jenseitskontakt herstellen, es hätte fatale Folgen. Nicht alle Menschen könnten es dosiert und zum Wohle aller Mitmenschen gebrauchen. Es gäbe zu solchen Lebensfragen Antwortgesuche, die aber nicht beantwortet werden dürfen. Es muss klar gesagt werden, dass die Menschen zu Lernzwecken sich zum Leben entschieden haben. Wir dürfen der Lernerfüllung nicht vorgreifen. Die Wahl der Entscheidung muss bleiben, sonst gibt es keine Lernschritte. Lernen ist Überwinden von Krisen und Fehlern, die im Leben überall zu finden sind. Ein perfektes menschliches Wesen hat es noch nicht gegeben. Auch hochintelligente Menschen haben Fehler gemacht, zeigen Charakterschwächen, wie es auch bei einfachen Menschen der Fall ist. Jedes Problem kommt in allen Bevölkerungsschichten vor, sei es die Geldsucht, die Fresssucht, die Trinksucht, ein Minderwertigkeitsgefühl, ein überzeichnetes Selbstwertgefühl, Depressionen, Kränkungen, Enttäuschungen, Verletzungen, es ist alles bei jeder Gruppe vertreten.

Das gerade ist die große Aufgabe, wie man zu verschiedensten Bedingungen aus der Krise herausfindet. So sollte man nicht neidvoll auf reichere Menschen sehen, sie haben es oft schwerer, in ihrem Umfeld zu bestehen, als der einfache Durchschnittsverdiener. Oder findet Ihr es einfach, als reicher Mann zu entscheiden, wo eine Geldanlage sinnvoll ist, wo und wie viel zu Hilfszwecken gegeben werden sollte? Die Gesellschaft erwartet vom Reichen, reich zu bleiben. Es ist eine Kunst, mit Vermögen umzugehen und auch moralisch vor sich und den Mitmenschen noch zu bestehen. Zu beneiden ist der Wohlstandsmensch nicht. Oft vergeht die scheinbar sorglose Lebensphase und die Probleme beherrschen einen einstmals großzügigen Menschen, dass er für die anderen und für sich nicht die Erwartungen erfüllen kann.

Zu lernen haben alle Ebenen. Diese Lernphasen sind durch uns nicht zu umgehen. Das ist nicht die Aufgabe, die durch die wohlmeinenden Kontakte übernommen wird. Wir stellen eine Hilfe, die Menschen zu stärken im geistig-seelischen Bereich, damit auch in der gesamten Lebensenergie, um die Aufgaben des Lebens optimal zu bewältigen.

Es ist nun ganz deutlich, wo die Grenzen der Einflussnahme der Energiearbeit liegen. Es war eine wichtige Abgrenzung zu etwa überzogenen Erwartungen. Liebe Leser der medialen Schriften, wir sehen diese Erklärung als wichtigen Abschnitt, der mit großer Aufmerksamkeit studiert werden darf.

Danke!

Eure jenseitigen Ärzte

17.03.2007

Zu Suchtverhalten

Heute sind wir ja schon früh zusammengekommen. So finden wir die Gelegenheit, einen bedeutenden Abschnitt zu dem Gebiet der Süchte zu übermitteln:

In dieser Zeit nimmt leider die Zahl der Süchte zu. Es liegt an der Lücke, einen wahren Lebenssinn zu empfinden. Diese Leere sucht eine Füllung, eine Kompensation. Es ist gleich, worin die Sucht sich zeigt. Ob es Alkohol-, Drogen-, Zigaretten-, Spielsucht oder Sexsucht ist, es ist jedes Mal die Leere der Seele für dieses Verhalten die Ursache. Wir haben auch Ängste zu beobachten, wenn jemand seelisch so einsam ist. Es sind Ängste, nicht geliebt zu werden, Ängste vor dem Verlassenwerden, Ängste vor dem Alleinsein, vor dem Sterben. Allen Süchtigen ist es gemein, dass sie diese Ängste sich selbst oft nicht eingestehen würden. Sie täuschen einen sicheren Menschen vor, der viele Aufgaben bewältigt. In den Augen der Mitmenschen ist es oft schon ein Rätsel, warum eine Sucht zutage tritt, weil oft auch eine heile Welt diese Menschen umgibt. Was können wir in solchen Fällen für die Seele tun?

Zunächst ist es wichtig, sich die Ängste anzusehen und zu fragen, warum und wo sie entstanden sind. Es sollte die Entkopplung der Ängste durchgeführt werden. Danach ist es für die Seele wichtig zu wissen, dass sie nicht von Gott und den Schutzengeln gelöst ist, sondern dass sie in ständigem Kontakt ist mit guten Energien. Diese Einsicht macht den Süchtigen nachdenklich. Es ist zu wünschen, dass er diese gute Energie wahrnehmen kann. Die Kinesiologie ist der erste Schritt, Lebenserfahrungen positiver Art sollten auch wahrgenommen werden. Erst ein allmähliches Umdenken und Sich-anders-Fühlen wird zu der Überwindung der Sucht beitragen. Solange die Grundlagen der Sucht nicht überwunden sind, bleibt der Rückfall die ständige Gefahr. Eine Suchtüberwindung braucht aber noch einen weiteren Schritt:

Es liegt am Willen, am festen Entschluss des Abhängigen, sich aus der Situation befreien zu wollen. „Ich will meine Sucht ablegen." Dieses sollte ein Testsatz sein, der ganz stark testet auf eine Muskelprovokation. Damit ist es dann für den Therapeuten getan, was er an Therapie bieten kann und darf. Den Weg aus der Sucht muss der Patient selbst gehen. Viele Ratschläge gibt es noch, an die Stelle des Lust- oder Glücksgefühls ein anderes zu stellen, das auf andere Weise die Zufriedenheit erreicht, aber ohne Schaden für den Körper. Sich hinwenden zu erfüllender Musik, aufbauender Literatur, Naturerlebnissen oder zu gesunder Ernährung, das kann sehr erbauend sein, die Leere ist damit schon überwunden. Eine Achtung des Körpers, Liebe zu den wertvollen Dingen des Lebens, dies alles ist nicht möglich, wenn die Seele eine Leere empfindet. Die Leere wird durch Selbstachtung und Liebe überwunden. Es sind daher die Schritte der Entkopplung von Ursachen der Leere und des Sinnlosigkeitsgefühls eine wichtige Voraussetzung für den Erfolg der Suchtkur. Ist die Arbeit in dieser Weise abgeschlossen, so ist alles Weitere die Willensangelegenheit des Patienten selbst. Man darf ihn noch begleiten und mit ihm über alle Hindernisse seines Weges reden, doch wenn der Weg nicht in positiver Weise weitergegangen wird, dann liegt es an dem Willen des Patienten. Er sollte dann ehrlich mit sich sein und auch sagen:

„Ich gebe mein Leben her für die Sucht und nehme die Begleiterscheinungen in Kauf."

Wenn dieser Satz so gesprochen – wie gesagt – nach der Entkopplung von Ursachen der Leere stark testet, dann kann der Therapeut es nicht ändern. Er meint es gut, kann aber drastisch gesagt dem Patienten nicht die Suchtmittel wegnehmen. Sie werden schließlich überall angeboten. Es sollte der Patient aus freien Stücken daran vorbeigehen können. Wenn es sein Wunsch und Wille ist, dann wird es gelingen.

Wir sehen es gern, dass eine Patientin bei Vera sich Rat holt, vom Rauchen abzukommen. Sie tut viel für die Entgiftung einer langjährigen Raucherbelastung. Viel ist sichtbar besser als zu Beginn der Kur, doch sie mag nicht aufhören und sagt, das Rauchen sei das „Einzige" in ihrem Leben. Sie will die vielen Dinge nicht sehen, die ihr Leben so bereichern könnten. Es ist eine Art von Nicht-sehen-Wollen, denn man muss ja sein Selbstmitleid pflegen durch „das Einzige, was noch geblieben ist". Wenn sie es so sehen will, dann haben Therapeuten keine Chance, daran etwas zu ändern. Es ist dann ein Endgespräch zu führen, wonach eine Entscheidung der Suchtperson zu treffen ist. Es ist sonst eine Plage für den Therapeuten, die ständige Wiederholung von Testungen, die nichts anderes ergeben, und von Ideenanregungen, die allesamt abgelehnt werden. Die Patientin hat es ja in manchen Therapiesitzungen schon selbst ausgesagt: „Die Gründe für meine Nikotinsucht sind überwunden. Ich bin selbst verantwortlich für mein Rauchverhalten."

Es ist richtig, dass es Kraft kostet, aber welcher Erfolg setzt nicht eine Anstrengung voraus. Eine gute Note, eine gute Prüfung, ein guter Verdienst, eine gute Gesundheit, alles muss erarbeitet werden. Eine gute Beziehung zu einem Menschen bedarf auch der Hinwendung und einer gewissen Anpassung an die Wünsche des anderen. Ein Egoist wird sich nie in einer Beziehung glücklich fühlen, weil er aufgrund seiner Eigenliebe nicht die Bedürfnisse des anderen wahrnimmt. Er kann auch kein Opfer akzeptieren oder er erwartet eine Gegenleistung. Dies ist nicht die Basis einer guten Partnerschaft. Die Süchtigen sind in gewisser Weise egoistisch. Sie sehen sich und nicht die Liebe Gottes, die ihnen den Körper geschenkt hat, um ihn zu pflegen und zu nutzen. Sobald die Selbstzerstörung ihr Weg wird, sehen sie nicht die Liebe, das Geschenk Gottes, das es zu achten gilt. Glaubt jemand an Gott und die Engel, die als Schutzengel zur Seite stehen, dann ist die Resonanz zu dieser tiefen Liebe leichter herzustellen und damit die Sucht zu überwinden.

„Ich bin wertvoll. Ich bin liebenswert. Gott liebt mich." Dies sollten die Resonanzfragen der Einstiegstestung sein. Seelische Eindrücke aus früherer oder dieser Inkarnation können diesen „unbewussten Glauben", das Urvertrauen erschüttert haben. Mit der Aufhebung dieser Prägungen der Seele hat die Seele eine Chance, sich neu angenommen zu fühlen. Seelenanteile, die verloren gingen, vereinen sich wieder mit vorhandenen Anteilen, die Leere wird gefüllt.

Ein Beitrag aus unserer Sicht zu den Suchtproblemen der Zeit ist damit abgeschlossen. Wir freuen uns auf die Erfahrungsberichte von Therapeuten.

18.03.2007

Zur Psychiatrie und Psychotherapie

Jetzt ist noch gern etwas von uns zu sagen zu den aktuellen Situationen in der Psychiatrie und Psychotherapie. Dort ist es üblich, die Verläufe seit der frühen Kindheit zu betrachten, doch weiter geht man ja nicht zurück, weil es als nicht erwiesen gilt, dass es ein Vorher und ein Nachher gibt. Leider bleiben aus diesem Grund viele Konflikte, die aus vorgeburtlicher Zeit stammen, ungelöst. Es wird einem Schulmediziner oft noch schwerfallen, diese hier mitgeteilten Wahrheiten in sein erlerntes Konzept mit aufzunehmen. Die Therapien und Gespräche machen dem Patienten schon ein Gefühl von Angenommensein, Geachtetsein, die Gespräche schaffen Vertrauen zwischen Patient und Therapeut. Wir vermissen die Herstellung von diesen positiven Gefühlen zwischen Patient und Bezugspersonen, die mit in die Konflikte involviert sind. Dort muss das Vertrauen wieder hergestellt werden und die Basis des Zusammenlebens oder einer Neuorientierung getroffen werden. Dies ist wichtiger als das gute Verhältnis zu einem Therapeuten. Werden Eheprobleme besprochen, so sollten die Gespräche die Eheleute näher zueinander führen und nicht die Kluft vertiefen. Die Hinwendung zu Therapeut oder Therapeutin ist kein Ersatz für die im Leben gestörte Bindung. Menschen sind oft nach einer Gesprächstherapie schlauer über alle Gründe der Zerwürfnisse, aber es ist kein Weg gefunden, die Lage zu entspannen. Wir möchten die Psychologen und Ärzte um mehr Aufmerksamkeit bitten, dieses Ziel nicht aus dem Auge zu verlieren. Die Seelen erfahren bei klassischen Therapeuten am Ende keine glücklichere Lage. Sie haben die Sorgen auf den Tisch gebracht, werden zu Entscheidungen wie Trennung oder Scheidung ermutigt, aber die Ursachen für ein Problem sind damit nicht überwunden. Damit trägt der Patient dieses Problem wieder weiter, eventuell in eine neue zwischenmenschliche Beziehung. Die Reihe an Konflikten wird erst durchbrochen, wenn man die eigene Ursache, den Grund, das Muster erkennt und überwindet, eventuell durch die Hilfe der Entkopplung. Beispiele für eine Konfliktserie im Leben gibt es genug. So ist es oft, dass auf die Entscheidung, ein neues Leben zu beginnen, ähnliche Erfahrungen wie zuvor auf jemanden zukommen. Sein Muster, heißt es, hat sich wiederholt. Er hat sich wieder eine Situation geschaffen, die ihm seine Lernaufgaben zeigen. Es ist sehr hart zu erleben, wenn sich ein Leben wie in Wellen bewegt und die Talsohlen sich regelmäßig wiederholen. Es wäre klug, nach der ersten Talsohle schon zu sorgen, dass diese Erfahrung nicht noch wiederholt werden muss. Wir sehen für ein erfolgreiches und erfülltes Leben mehr Chancen, wenn die Psychotherapie oder auch die Psychiatrie daran arbeiten, dass es diese Wiederholungserfahrungen möglichst nicht gibt. Wir hoffen, mit diesem Werk auch einige der schulmedizinisch arbeitenden Therapeuten zu erreichen. Wir hoffen auf einen regen Erfahrungsaustausch über die erfolgreiche Arbeit durch Einbeziehen der Strahlentherapie der jenseitigen Ärzte. Wir helfen gern zu viel Erfolg und bitten um Rückmeldung an unser schreibendes Medium Vera. Es soll nach einiger Zeit eine Arbeit veröffentlicht werden, in der Therapeuten ihre Erfahrungen mit und ohne die Strahlentherapie erläutern. Nur so wird die Überzeugung weitergehen, dass die

Hilfe durch uns keine üble Erfindung ist. Ärzte, die zu diesem Werk beitragen, sind durch uns besonders geschützt, wie auch Vera. Die Verbreitung der neuen Therapiemöglichkeit wurde im Rat der jenseitigen Ärzte lange erdacht. Es ist ein vorsichtiger Weg, denn es darf keine Macht der Erde diese Zusammenarbeit zerstören. Wir erinnern nochmals, dass sie von Gott erwünscht ist, dem wir hiermit alle dienen.

Eine freudige Botschaft möchten wir heute noch überbringen: Wir haben oft schon das Werk als Lehrbuch für Therapeuten bezeichnet, so wird es sein. Doch auch viele Patienten erfahren beim Lesen mehr über die Lebensfragen, die oft belasten und bedrücken. Das Werk wird Hoffnungen auf Heilung vermitteln, Heilung der Seele, auch wo jegliche Art von Schulmedizin verzagt.

Wir lieben die entstehenden Schriften und werden auch bei der Verbreitung Wege ebnen.

Mit medialen Grüßen verbleiben die jenseitigen Ärzte, für heute sollten wir schließen.

19.03.2007

Zur Dermatologie

Nun kommen wir zu einem Punkt, der bewegt viele Patienten, die durch ein Hautleiden befallen sind. Auch hier geht es oft um einen Ausdruck der Seele, die es nicht anders sagen kann als über Juckreiz, Rötung, Entzündung, Absonderungen. Die Haut spricht für den Menschen, der in ihr steckt. Gute Therapeuten haben diesen Zusammenhang schon erkannt. Nun ist es fatal, wenn die Sprache der Haut durch Medikamente wie auch durch Salben unterdrückt wird. Wie soll es damit zu einer Lösung der Probleme der Seele kommen? Die Haut wird immer wieder ihre Zeichen geben, so lange, bis das Problem, die Ursache sich lösen konnte. Werden Heilungen erzielt, so durch Kuren, wobei der Patient zu Entspannung und Ruhe finden darf, durch Lebensveränderungen im Beruf, in der Familie usw. Die Mittel aus der Apotheke begleiten die Pflege der Haut, bringen aber nicht den Heileffekt hervor.

Bei dem Psoriasispatienten (siehe Teil I, Erfahrungsbericht) konnte die Lösung der angelaufenen Probleme durch das Gespräch über die gesamte Lebenssituation und die Entkopplungstherapie erfolgen. Wir sehen dort, dass es nicht durch die Mittel der Schulmedizin zum Durchbruch der Heilung kam, sondern durch die Befassung mit der Seele des Patienten. Bei einer Hautkrankheit wird in der Regel nicht die Psychotherapie auf den Plan gesetzt. Es wäre doch ratsam, nach diesen Erkenntnissen daran zu denken. So wie die Haut über die Seele aussagt, so kann auch jedes andere Organ die Alarmglocke schlagen.

Zur Kinesiologie

Gerade die Kinesiologie hat große Arbeit geleistet, weil sie schon immer nach den Hintergründen und Ursachen einer Schwächung oder Krankheit gefragt hat. Große Heilerfolge konnten Kinesiologen schon präsentieren, die durch ihre speziellen Therapien zu verzeichnen waren. Nun ist es uns ein Bedürfnis, diese Heiltherapie zu intensivieren und zu vereinfachen. Damit wird es mit vielem schneller gehen und man wird sicher so auch noch mehr der Patienten erreichen. Die Effektivität und Intensität der von uns angebotenen Strahlungstherapie entlastet die Ärzte so sehr, dass sie sich in Ruhe mit dem Patienten in das Gespräch über seine Lebenseindrücke und Prägungen einlassen können. Mit der Verkürzung der Therapie bleibt mehr Raum für menschliche Nähe und Wärme. Eine sehr lange Bindung – durch eine große Anzahl von Therapiesitzungen – ist aber dennoch nicht erwünscht, weil der Patient bald schon selbst zu seinem Gleichgewicht gefunden hat und gestärkt in die Heilung übergeht. Zu einem Therapeuten wie Vera in Aschau kommen die Patienten in der Regel zwischen zwei- bis fünfmal. Sie hat noch die den Körper unterstützenden Ausleitungstherapien, die Folgetermine sinnvoll machen. Wir erhalten dem Therapeuten die Freiheit, bei seinen übrigen Anwendungen, zu denen gute Erfahrungen bestehen, zu bleiben. Warum soll nicht eine Entgiftungs- und Aufbaukur zudem im System hilfreich sein?

Unsere Strahlentherapie soll die schulmedizinische sowie die naturheilkundliche Therapie unterstützen.

Zur Homöopathie

Gute Homöopathen fanden ein Mittel für den Patienten, das sowohl Körper wie auch Seele stärkte. Auch dort ist es durch die gute Gesprächsführung und Erkennen der seelischen Blockaden zu dem jeweils passenden Mittel-Bild gekommen. Die Seele bekommt so den Heilungsimpuls und darüber können die körperlichen Alarmpunkte ausheilen. Die Homöopathie ist im Grunde eine Frequenztherapie. Aufgrund vieler Persönlichkeitsbilder konnten in der Pflanzenwelt Mittel gefunden werden, die ihre Entsprechung zeigen. Sehr klug und mit Einfühlsamkeit ist mit diesen Mitteln die Heilung zu erzielen. Nun ist es aber so, dass viele Umweltreize heute die Homöopathie schon stören oder blockieren. Diese Reize stammen aus der Ernährung, der toxischen Belastung, der Übersäuerung, der Elektrosmog-Blockade.

Somit wird es immer schwieriger, mithilfe der Homöopathie eine Überwindung all dieser Reize zu treffen und Heilung zu erwirken. Wir sehen bei der individuell für einen Patienten kreierten Strahlentherapie auch diese Blockaden, die zu regulieren sind. Bei jedem Menschen sind die Heilstrahlfrequenzen auf ihn individuell einzurichten. Es gibt nicht eine Therapie für alle! Es ist in dem Fall unserer Strahlentherapie möglich, auf einen Menschen alle für ihn nötigen Frequenzen zu projizieren.

Es würde uns freuen, damit auch die klassischen Homöopathen für uns gewinnen zu können. Die klassische Homöopathie ist sehr zeitaufwendig, konnte daher nicht für jeden Patienten finanzierbar sein. Sie behält sicher ihren Wert, kann jedoch auch mithilfe der Strahlentherapie durch den Rat der jenseitigen Ärzte trefflich unterstützt werden.

Hier stehen im Jenseits auch die Homöopathen und Dermatologen, die sich mit ihren Kollegen solidarisieren, die sich mühen, um Wege der Heilung zu finden. So sind alle Fakultäten bemüht, ihren Beitrag zu leisten.

21.03.2007

Schutz vor schädlichen Strahlen und Energien

Nun sind wir gern bereit zu einem Abschnitt zu dem Thema „Schutz vor unguten Strahlen". Dazu ist mehr als ein großer Bericht zu schreiben, denn die Quellen der für einen Menschen unguten Strahlen können aus den verschiedensten Richtungen kommen. Die Menschen haben erkannt, dass die Elektronik viel ungute Belastung mit sich bringt. Es kann ein Zuviel an Röntgenstrahlen, Sonnenstrahlen, Sendefrequenzstrahlen oder Elektrosmog allgemein geben. Auch die bösen Gedanken anderer Menschen belasten, wie solch technische Strahlen auch. Alles, was nicht zur harmonischen Schwingung des Körpers beiträgt, sondern entgegengesetzt wirkt, ist als negative Strahlung zu werten. Die Gedankenübertragung in negativer Weise wurde früher als Fluch bezeichnet. Diese Bezeichnung ist aus der Mode gekommen, doch Gedanken in Hass, Neid, Wut sind ebenso Energieräuber beim Empfänger.

Nun kann man nicht alles an technischen Errungenschaften aus dem Weg schaffen. Viele sind auf die Technik wie das Handy angewiesen. Es gibt die Möglichkeit, sich mental gegen die Strahlenbelastung zu schützen. Dieses Talent ist aber zahlreichen Menschen noch nicht gegeben. Es fehlt die Einsicht in die mentale Kraft und es fehlt die gute Verbindung zu besonderen Energien, die dabei hilfreich sind. Es ist gut möglich, dass ein solcher Schutz, eine gute ausgleichende Energie, auf kleine Gegenstände wie Chips, also auf Informationsträger gegeben wird von Menschen, die es verstehen, diese Schutzfunktion zu empfangen. Mit den empfangenen Schwingungen werden die belastenden Frequenzen unschädlich gemacht, also ausgeglichen. Wir haben es uns gewünscht, dass es eine Zusammenarbeit der Praxis in Aschau mit einem hoch qualifizierten Entdecker solcher Möglichkeiten gibt. Ein Kollege in Bayern hat seine ihm gegebene Erfahrung in redlichem Bemühen auf Gegenstände projiziert, die im Radius des Besitzers oder eines Geländepunktes diesen Ausgleich schaffen. Wie stark die positive Wirkung ist, hat man erwiesen durch eine Studie. Man hat die Veränderungen im Blut festgestellt nach einem Gespräch mit einem Handy, das nicht entstört war, und danach eine weitere Testung durchgeführt nach einem Gespräch mit einem entstörten Handy.

Wir möchten darauf hinweisen, dass es reine Schutzfrequenzen sind, die auf den Aufklebern für Handys und in den übrigen Chips dieser Firma verwendet wurden. Dies ist eine rühmliche Ausnahme. Die Programmierung mit Frequenzen greift um sich, es bedarf aber der kritischen Hinterfragung, ob die reine Schutzfunktion mit den Artikeln erfüllt wird, oder ob es außerdem Funktionen gibt, die für den Besitzer des Artikels negative Auswirkungen haben. So gibt es auch schwächende Eigenschaften, wie das Herstellen eines Zustandes beim Interessenten oder Besitzer, der die eigene Kritikfähigkeit schwächt, einen Kaufwunsch erzeugt oder Angstgefühle vor dem Nicht-geschützt-Sein hervorruft. Diese Frequenzübertragungen sind von uns nicht erwünscht. Die Menschen sollten sich schnellstens von derartigem Unrat befreien. Es sollte auch eine Entkopplung von den übertragenen Informationen durchgeführt werden. Erst danach ist der Mensch wieder frei und kann mit eigenem reinem Geiste Entscheidungen treffen.

Die kinesiologischen Testungen in der Praxis haben dies auch schon öfter bewiesen, dass gerade teure Geräte manipulative Impulse gesetzt haben. Darum sind wir nun ganz froh über den guten Kontakt zu dem Hersteller und Kollegen in Bayern. Seine Produkte sind gut und ethisch vertretbar durchdacht. Wenn ein Produkt bei jemandem nicht die positive Wirkung zeigt, sollte nach einer Blockade gesucht werden, die diese Wirkung ausschließt. Sie kann in noch zu überwindendem Stress liegen oder in einer durch andere Therapeuten gesetzten Heilblockade oder im Besitz eines der anderen manipulativen Gegenstände. Leider ist es so, dass es nicht viele Menschen verstehen, mit den gegebenen Fähigkeiten so umzugehen, dass damit ausschließlich den Mitmenschen gedient ist und nicht hauptsächlich ihren eigenen wirtschaftlichen Interessen gefolgt wird. Warum tun sie das, wo sie doch so weit wissen dürften, dass es für diese Handlungsweise stets einen energetischen Ausgleich gibt, der ihnen irgendwann wieder schadet? Es ist die kurzsichtige, gierige, machthungrige Sicht der Dinge, die sie zu diesem Weg führt. Der Schaden ist hoch, denn das Schlimme daran ist, dass das Vertrauen der Beratenen zerstört wurde und sich nur schwer wieder zurückgewinnen lässt. Irgendwann sind auch die wirtschaftlichen Interessen nicht mehr zu verwirklichen, denn die Kunden machen auch andere Erfahrungen und wenden sich ab. Immer wieder greift ein solches Phänomen um sich, dass die positiven Fähigkeiten zum eigenen Nutzen herhalten sollen.

So weit ist es unser Wunsch, dass Personen, die mit helfenden Informationsträgern umgehen, diese auf die ethische Qualität hin testen mit den Fragen:

Ist dieser Artikel (Chip usw.) rein zum Wohle des Besitzers informiert?

Enthält dieser Artikel den Besitzer schwächende Zusatzinformationen?

Mit diesen Fragen beim kinesiologischen Test, beim Pendeln oder Testen mit der Rute ist ganz klar die Qualität der angebotenen Artikel zu testen.

Danach kann noch gefragt werden:

Ist dieser Artikel für .... (Name) effektiv?

Nur wenn ja, dann ist ein Bedarf gegeben. Nicht alle Menschen brauchen den Schutz durch z. B. einen Chip. Es gibt auch Personen, die eben schon geschützt sind und keinen zusätzlichen Ausgleich benötigen.

Das war sehr wichtig, diese Abgrenzung zu den unseriösen Herstellern von Frequenz- bzw. Informationssystemen aufzuzeigen. Wir heben nochmals die saubere Arbeit des Kollegen in Bayern hervor. Wir kennen seine tiefe Gläubigkeit und seinen hohen moralischen Anspruch. Zudem sind seine Artikel im Preis für jeden Konsumenten tragbar.

Danke für heute von den jenseitigen Schutzgeistern.

22.03.2007

Liebe erzielt Wirkung

Wir sehen eine schöne Möglichkeit, heute die Menschen zu öffnen für die Liebe zu Gott. Sehen wir einmal auf die Natur, sie ist eine heilsame Apotheke, ein Reich von Wundern und Schönheiten. Wir wissen, dass schon vieles erkundet ist. Die Wirkungen der Pflanzen, der Heilwässer, der Lichtenergie (Sonne), alles kann heilsam sein. Man muss nur wissen, was im Bedarf, also im Laufe einer Krankheit, die Heilung erbringen würde. Nun ist es ganz verschieden, was die Heilung bringt. Mal ist es ein Pflanzenextrakt, mal eine Lichttherapie, mal etwas Chemisches, mal ein Heilwasser. Woher soll man wissen, was das Beste ist? Jeder Therapeut verwendet ja seine speziellen Mittel, viele andere kennt er nicht einmal. Er müsste ja ständig wanken und ein schlechtes Gewissen haben, wenn er mit seinem Wissen über eine begrenzte Zahl an Mitteln arbeitet. Es ist aber nicht so tragisch, wenn der Therapeut nicht von allen Mitteln der Erde Kenntnis hat. Das wäre zu viel verlangt, das überstiege das, was ein Mensch in einer Ausbildung aufnehmen kann. Doch es ist nicht die Palette der Mittel, die er für sich auswählt, ausschlaggebend, es ist die Meinung, dass etwas guttun wird. So gerät die Zuversicht des Arztes zur Hoffnung beim Patienten. Ein mitfühlender, liebender Therapeut kann eigentlich mit der Hingabe der Mittelfindung schon die Wirkung beim Patienten implizieren. Eine sorgsame Auswahl eines Mittels ist eine Achtung und damit eine Botschaft von Liebe an den Patienten. Wir haben es über die Placeboeffekte erfahren, wie es die Stimmung der Heilung anregt, wie das Arzt-Patienten-Verhältnis ist. Hier spielt das Vertrauen eine große Rolle. Der Patient erweist dem Therapeuten diese Leistung vorab, die Reaktion des Arztes ist sein Bemühen, eine gute Wahl der Therapeutika zu treffen. Darin finden wir seine Liebe, die heilende Botschaft wieder. So wie Jesus als Heiler durch seine Liebe heilen durfte, so ist es auf die gerade beschriebene Art den modernen Therapeuten möglich, Liebe zu vermitteln. Diese Kraft ist diejenige, die Heilung erwirkt.

Mit dieser Liebe ist allein Heilung möglich. Ohne Liebe zwischen Menschen ist Heilung nicht zu erzielen. Wir alle sind voll dieser Liebe, die Gott uns allen gegeben hat. Nur wenn sie weitergereicht wird, hilft sie bei Krankheit. Jemand, der viel Liebe gibt, erhält sie erneut durch die Quelle Gottes. Manche nennen es universelle Energie, was ganz entsprechend ist. Nun ist es hiermit aufgeklärt, warum ein Mittel wie Placebo auch helfen kann und warum es manchmal Mittel gibt, die ihre Wirkung versagen.

Nur mit Liebe verabreichte Medikamente erzielen Wirkung.

21.03.2007

Aufforderungen an Therapeuten

Liebe Vera, lass mal öfter den Blick auf den Strand schweifen, denn es sind schöne Bilder, die Kraft geben für diese Arbeit. Wir freuen uns über den Fortschritt des Buches, es hat schon viele Themen angesprochen, die für die Qualität der Energiearbeit mit uns von Wichtigkeit sind. Es fehlen nun noch die Bedingungen für die Wahl der Therapeuten, die sich wie Du betätigen möchten, um die Hilfe des Rates der jenseitigen Ärzte zu erhalten.

Es gibt eine Grundvoraussetzung, es ist die Ausbildung zum Arzt oder Heilpraktiker mit der Prüfung und Erlaubnis.

Begründung: Es wäre zu riskant, wenn Personen die Heilarbeit verrichten, die es nicht übersehen, wann es unabdingbar ist, schulmedizinische Maßnahmen einzuleiten, um ein Leben zu retten. Es ist daher bei dieser Arbeit die Lizenz für eine Praxis erforderlich.

Wir können keine Therapeuten akzeptieren, die in Gemeinschaften oder Sekten vereinigt sind, die nicht Gott als alleinigen Schöpfer anerkennen. Es darf keine Anhängerschaften zu Personen geben, die sich als Vermittler der göttlichen Energie verstehen (Sektenführer, Gurus, Meister und andere teils selbst ernannte Glaubensführer).

Begründung: Diese Anhängerschaft widerspricht dem Wort „Gott ist für alle da“ und nicht für die Anhänger solcher Gruppierungen insbesondere. Die Zwischenschaltung einer Person, die meint, sie stehe Gott näher als andere Menschen, blockiert die Leitung von göttlicher Energie, die ein Therapeut braucht.

Wenn die Therapie erbeten wird, sollte sie mit Achtung und Demut gewünscht werden, sie darf nie gefordert werden. Es versteht sich, dass nach der Therapie der Dank Richtung Gott gesprochen oder gedacht wird, da es nur so zu der großen Kraft kommt.

Begründung: Es steht hier eine große besondere Kraft zur Verfügung, die nur im Sinne Gottes angewandt werden darf. Was auch immer geschieht, es ist sein Werk, nicht das Werk des Therapeuten. Die Heilung durch die Heilstrahlen ist eine göttliche, reine Quelle der Heilung, die durch keine menschliche Intention zu verändern oder auch nachzuahmen ist.

Der Therapeut sollte Fragen des Patienten nach der Quelle dieser Energie ehrlich beantworten. Würde er sich als besonders begabt, als besonders kreativ darstellen, so wäre das eine Kränkung gegen Gott. Schon bald würde man bemerken, dass die Energie für seine Arbeit nicht mehr zur Verfügung steht.

Begründung: Nur ein Therapeut, der Gott gegenüber in Demut und Achtung bleibt, wird die Strahlenenergie ständig erhalten.

Wir haben zu Beginn des Teils II die Rahmenbedingungen an die Umgebung vorgestellt, sie sollten möglichst diesen Standard erfüllen:

Zeitliche Ungebundenheit

Ruhige, aufgeräumte Räume

Keine Störungen

Begründung: Die Atmosphäre des Praxisraumes, des Gespräches führt den Patienten in eine Entspannung und Ruhe, die uns bei der Übertagung der Heilenergie hilfreich ist.

Einer Werbung für diese Arbeit bedarf es nicht, es wird schnell eine Weiterempfehlung geben, die ausreicht, um die Patienten zu führen und Therapeuten ausreichend zu tun zu geben.

Wird eine Beratung vorab erwünscht, so darf es auch eine Empfehlung der hier verfassten Schriften sein. Sie sollen Patienten helfen, sich dieser Therapieform zu öffnen.

Hinter all diesen Punkten steht die Liebe zur Arbeit als Voraussetzung, die aber hier wie bei jeder anderen Arbeit gegeben sein sollte, um Erfolge zu erzielen. Liebe, die hier fließt, ist die Liebe Gottes, die zum Wohle der Patienten und Therapeuten auch die Strahlentherapie stets begleitet. Wie in jedem Beruf ist es der Wunsch, Gutes zu tun, um Gutes zu erreichen. Wir sehen das als gute Voraussetzung an, um sich zu dieser Verbindung zu öffnen.

Therapeuten, die sich vortasten, bekommen schon bald das Zeichen, ob es der für sie geeignete Weg ist. Sie selbst dürfen sich sehr gut mit der Arbeit fühlen und den Patienten ebenso eine Veränderung in positiver Weise schnell anmerken. Wir freuen uns, schon bald einen großen Freundeskreis in der diesseitigen Welt erreicht zu haben. Das soll der Sinn dieser Schriften sein.

Aschau, 03.04.2007

Zur zeitlichen Begrenzung der Therapeuten

Guten Tag in Aschau!

Liebe Vera, wir sehen, dass es heute schon viel zu verarbeiten gab. Nun wird es bald wieder leichter mit den vielen Leiden Deiner lieben Mutter. Im Klinikum Göttingen sind wir bei den Ärzten, so wie Du es Dir gewünscht hast. Es sind gewissenhafte Entscheidungen getroffen worden, es wird vorsichtig therapiert. Im Grunde ist es eine sehr komplizierte Sache, aber durch die Strahlentherapie wurde etwas geregelt an den verschiedensten Symptomen. Wir sehen es gern, wenn Du Zeit hast für die Energieübertragung, doch es ist so sehr viel Zeit nötig, um so die vielen Patienten zu versorgen. Viele Sorgenkinder warten auf die Energie durch Dich, dies ist eigentlich nicht mit 30-Minuten-Sitzungen für jeden Patienten zu schaffen. Wir sollten uns auf eine besondere Art der in solchen Fällen gewünschten Energie einstimmen. Hier war es gerade eine besondere Schmerzlinderung, die gewünscht war. In anderen Fällen könnte es zum Beispiel um Trost bei Trauer, um Beruhigung in Aufregung, um Mut bei besonderen Unterredungen und Unternehmungen und so weiter gehen. Wir sind in der Lage, für diese Bedürfnisse jeweils die entsprechende Energie bereitzustellen und an den Empfänger zu richten, für den Du betest. Du möchtest es genau wissen, wie lange man braucht. Wenn es die gedankliche Verbindung zu uns gibt, dies ist ja gerade mal in kaum drei bis fünf Sekunden geschehen, dann richte die konkrete Bitte an uns, um welche Therapie es Dir speziell geht und an welchen Patienten sie gegeben werden soll. In Eile hast Du es schon manchmal so kurz erbeten, und es war gut so. Wir sorgen für die optimale Dauer der Übertragung.

Das Leid bei so vielen Patienten soll gelindert werden. Neben der Praxisarbeit ist es nicht möglich, für die vielen Menschen jeweils eine lange Energiesitzung zu verrichten.

Alles andere ist wie bei der Schlusszeremonie der Entkopplung zu bedenken. Gottes Segen für die Patienten und deren Bezugspersonen sowie auch Gottes Segen für die Therapeuten im Jenseits und für die durchgeführte Heilstrahlentherapie.

Liebe Vera, dies solltest Du annehmen und darauf vertrauen, dass es gut für Dich und den Patienten geschieht. Ein Dank an Gott und die jenseitigen Ärzte wird gern vernommen. Er stärkt die besondere Verbindung zu uns.

Vera: Ich wiederhole die kurze Bitte im Gebet.

Antwort: Ja, es war genau so gemeint, wie Du es soeben noch einmal wiederholt hast. Wir möchten die Arbeit übernehmen, damit Du noch freier wirst im irdischen Praxisbetrieb. Eine Freude wird es für uns sein, täglich viele Aufträge zu empfangen.

Wir grüßen andere Therapeuten, bitte wendet Euch an uns mit diesem Gebet:

Ich rufe den Rat der jenseitigen Ärzte um Hilfe.

Bitte sendet eine ....-Therapie

an die Patientin .... bzw. an den Patienten ....

Das Problem ist ....

Lieber Gott/Vater, segne die Patientin / den Patienten und die mit ihr/ihm verbundenen Personen.

Bitte segne ebenso die Ärzte im Jenseits und die durch sie durchgeführte Strahlentherapie. Ich danke Dir, Gott, und den jenseitigen Ärzten.

Amen.

Es ist fein so. Lass es für heute gut sein.

Vera: Liebe jenseitige Ärzte, ich bin glücklich und dankbar für Euer Denken an meine zeitliche Begrenzung und für Eure Hilfe. Ich hoffe mit Euch, dass es viele Therapeuten so nutzen werden.

22.04.2007

Eine neue Allergietherapie

Liebe Vera, es soll nun ein Beitrag gegeben werden, den wir zu der aktuellen Situation der zahlreichen Allergiker geben möchten.

Leider ist zu beobachten, dass die Allergien erneut auftreten, auch wenn sie schon erfolgreich therapiert wurden, ganz gleich mit welcher Methode. Es macht die Menschen müde, gereizt und manchmal sogar arbeitsunfähig. Eine Resignation tritt ein bei denen, die schon so viel unternommen haben. Zahlreiche Menschen sind zum ersten Mal betroffen, die bisher noch gesund die Pollenzeiten erleben konnten. Eine Tatsache ist es, dass wir die Menschen stärken möchten, und genügend helfende Energie zur Verfügung steht. Es sollte daher kein Zweifel an der Umsetzbarkeit des Folgenden aufkommen.

Die allergische Neigung ist auf folgende Ursachen zurückzuführen: Eine Klimaveränderung hat schon stattgefunden. Die Pollen verändern sich. Somit wird sich ein neues Zusammenspiel von Umwelt und menschlicher Natur ergeben. Diesen Prozess kann der Einzelne für sich beschleunigen, indem er die Anpassung an die neuen Umweltbedingungen durch die jenseitigen Ärzte erfährt. Es ist richtig, wie es einige Wissenschaftler erforscht haben, dass die Pollen aggressiver sind, da sich feine Stäube aus der Luftbelastung mit den Pollen verbinden. Es ist möglich, die Patienten auf diese neue Frequenz der Pollen umzustimmen. Eine Anpassung ist im Rahmen Deiner Therapie zu erbitten und mit der Frage zu testen:

„Das System meines Körpers ist auf die neue Umweltsituation ohne Abwehrreaktion.“

Nach der erbetenen Anpassung der Körperfrequenzen an die Umweltgegebenheiten sollte diese Frage per kinesiologischer Testung ein „JA“ ergeben.

Es war bisher so, dass wir diese Anpassung bei den Patienten in Deiner Praxis auch dann durchgeführt haben, wenn Du die neuen Partikel zur Therapie per Laserakupunktur herangezogen hast. Es gibt so viele Allergiker, die diese Not haben, dass Du sie bald nicht mehr alle so zeitaufwendig therapieren kannst. Es ist daher schon sogleich möglich, dass Du die Therapie durch die Bitte um eine Strahlentherapie zur Anpassung der Körperfrequenzen an die Frequenzen der Umwelt des Patienten ersetzt.

Wir helfen auch gern, wenn es die Bitte für Patienten gibt, die so weit von Dir entfernt sind, dass ein kurzfristiger Besuch in der Praxis nicht möglich ist. Wir möchten aber in solchen Fällen, dass Du die Patienten um Zustimmung bittest. Erst mit der persönlichen Überzeugung, dass es unsere Hilfe ist, die durch Dich übermittelt wird, können wir das Vertrauen und die Zustimmung der Betroffenen erreichen. Ohne diese Voraussetzung ist es keine bewusste Annahme der Hilfe. Eine Wirkung bleibt aus.

Frage: Sollte ich es für unsere Freundin in Niedersachsen tun?

Wir denken, es wäre eine gute Übung. Lass sie von dieser Möglichkeit wissen. Sie sollte sich dann entscheiden.

Frage: Darf ich es jetzt gleich tun?

Ja, es ist unser Wunsch.

Danach erfolgt ein Telefonat mit der Freundin. Sie stimmt

der Behandlung durch die jenseitigen Ärzte zu. Ich erbitte sie für sie.

Eine Freude haben wir, weil es so schnell die Bestätigung gibt. Die Freundin freut sich sehr über den Anruf. Nun ist es gesagt, was Du in die Therapie aufnehmen darfst.

Sei bitte so gut und berichte auch in diesem Teil von der Wirkung dieser Anpassungstherapie. Lass es Dir noch gut gehen und melde Dich bald mal wieder, um zu schreiben. Wir sehen, dass noch viel Arbeit auf Dich wartet.

In Liebe, die jenseitigen Ärzte.

Vera: Kurzfristig habe ich erfahren, dass die Bitte zur Frequenzanpassung für meine Freundin erfolgreich war. Sie konnte beschwerdefrei eine Radtour unternehmen.

25.04.2007

Zur Frequenzanpassung

Vorsicht bei Frequenzübertragungsgeräten

Heute soll es noch einen Nachtrag zu den Problemen der Allergien geben. Die besondere Anpassung an die Frequenzen der Umwelt ist gleichzeitig die Herstellung von Verträglichkeit. Es ist dann möglich, dass es der Körper in seiner Regulation selbst zur Kompensation und auch zur Ausscheidung der belastenden Stoffe schafft. Es wird die Entgiftung angeregt. Die Organe der Entgiftung sind nicht mehr blockiert, sondern arbeiten intensiver an der Ausleitung. Es war daher am ersten Tag nach der Frequenzanpassung manchmal noch mit Reaktionen zu rechnen, die sich in abgeschwächter Form noch zeigten. Danach wird es bald festzustellen sein, dass die Abwehrreaktionen ausbleiben. Das werden die Personen, denen Vera per Frequenzanpassung helfen wollte, genau so beschreiben. Die Umstellung ist erfolgt, der Körper hat sich noch etwas Zeit genommen bis zur Beschwerdefreiheit. Nun sind die noch zu erklärenden Anfangsbeschwerden leichter als zuvor die heftige Allergie. Es darf nur langsam gehen mit der Frequenzanpassung. Seelische Folgen werden somit vermieden. Die jenseitigen Helfer, unsere jenseitigen Ärzte, sehen die jeweilige Person und richten die Heilfrequenz auf die individuelle Ausgangslage ein. Es darf nicht angenommen werden, es handele sich um eine Heilfrequenz zur Anpassung, die jeder in gleicher Weise und Höhe zu empfangen hat. Da jeder Mensch andere Frequenzen erreicht hat, muss bei Disharmonien auch individuell entschieden werden, was zur Anpassung an die Umwelt zu verabreichen ist. So eine Wahl kann kein irdischer Therapeut so schnell treffen. Eine Arbeit über Geräte ist daher auch nicht zu empfehlen. Es wäre eine treffliche Errungenschaft, wenn ein Gerät für jeden Bürger der Erde die heilende Frequenz errechnen könnte. Annäherungen sind möglich, treffsichere Frequenzen lassen sich nur aus der jenseitigen Welt übertragen. Nun ist dies ein guter Rat für die Therapeuten, von Geräten abzusehen, die zudem mit Frequenzen versehen wurden, die die Käufer, Therapeuten und auch Patienten in negativer Weise manipulieren können. Die Testfragen, ob ein Gerät ethisch vertretbar nach Gottes Willen einsetzbar ist, wurde schon angesagt bei den Ausführungen zu den Artikeln zu therapeutischen Informationsträgern. Es ist die gleiche Vorsicht geboten bei Geräten zur Testung und zur Therapie.

Wählen Sie die Hilfsmittel für eine Praxis kritisch aus. Patienten werden es spüren, sie empfinden stetig mehr, ob eine Behandlung zu ihrem Wohle abläuft.

Damit sagen wir für heute Danke für das Schreiben an Vera.

14.05.2007

Zusammenarbeit von Schulmedizin und Naturheilkunde

Guten Tag, gnädige Frau, da sind wir mal wieder. Es soll heute ein Abschnitt über die gute Zusammenarbeit mit der Schulmedizin geschrieben werden. In vielen Orten gibt es diese neue Version der Praxiszusammenarbeit schon. Man erkennt die Leistungen der Naturheilkunde an und integriert sie im Konzept. Das bedeutet, dass die Therapeuten frei entscheiden, was sie zur Schulmedizin begleitend noch an stärkenden Maßnahmen ergreifen für einen Patienten. Es ist besonders von Wert, wenn diese Maßnahmen mit den Schulmedizinern abgesprochen werden. Dann hat der Patient kein ungutes Gefühl, etwas Außergewöhnliches und den Schulmediziner Enttäuschendes getan zu haben. Es ist nicht tolerabel, wenn eine Seite der Medizin die andere verhöhnt oder deren Wirkspektrum herunterspielt. Erst die Zusammenwirkung erzielt das Optimale. Ein schlechtes Gewissen darf im Heilungsprozess den armen Patienten nicht auch noch deswegen begleiten, weil er ja noch parallel eine Stärkungstherapie erhalten hat. Diese Erhabenheit in der gegenseitigen Beurteilung ist nicht gern gesehen in der geistigen Welt. Wie kann man sonst von Liebe und Achtung sprechen, wenn diese Spitzen die Menschen verunsichern? Neu in den letzten Jahrzehnten ist, dass es viele Schulmediziner gewagt haben, sich fortzubilden in der Naturheilkunde. Diese Mediziner sind geachtet. Man weiß von dem fundamentalen Grundwissen der Schulmedizin und glaubt an einen kritischen Umgang mit naturheilkundlichen Therapien. Solch eine Berufslaufbahn kostet jedoch viel Kraft und ist nicht oft möglich. Meist bleibt die Berufsausübung auf einen Teil der Medizin konzentriert. Warum sollte nicht in gegenseitigem Wohlwollen das Wissen der jeweils anderen Seite der Medizin zum Wohle des Patienten einbezogen werden? Es spricht nichts dagegen, außer einem übergroßen Geltungsbedürfnis einer Seite und der Missachtung der anderen Seite von Erfahrungen. Jede Spezialisierung hat ihre Berechtigung gefunden. Übt mehr Toleranz und Akzeptanz. Jede Methode hat sich vielfach bewährt. Warum lasst ihr die Patienten eine Unsicherheit erfahren, statt sie zu bestärken, wenn sie sich selbst noch um zusätzliche Hilfen und Erfahrungen bemühen? Menschen, die sich so ablehnend gegenüber der jeweils anderen medizinischen Ausrichtung zeigen, sollten sich nicht bemühen, die neue Therapie in ihr Konzept einzubeziehen, denn es soll nicht an die gegeben werden, damit umzugehen, die Unfrieden stiften, auch wenn nur eben leise durch die Missachtung der andersartigen Ärzte oder Therapeuten. Die Liebe zu der Menschheit und zu denen, die anders denken, fühlen und arbeiten, ist die Voraussetzung für diese Arbeit mit der Strahlentherapie durch uns jenseitige Ärzte. Auch hier im Jenseits sind wir vereint mit den andersdenkenden Kollegen. Jeder ist in Liebe zu seinen Kollegen und fördert mit seinen Erfahrungen dieses Konzept bis zur Vervollkommnung. Diese Einigkeit ist gefragt auch auf der Erde, in Eurer „diesseitigen Welt“.

Dort, wo die Zusammenarbeit entstanden ist, hat es schon Erfolge gegeben, die man bewundern kann. Es war immer zum Wohle der Patienten. Ärzte haben sich mutig gegen die Volksvorurteile durchgesetzt und die Kooperation eingeführt. Dort gibt es viele dankbare Patienten und diese Einrichtungen erfreuen sich großen Zulaufs. Alles, was es als Erfahrungsheilkunde gibt, basiert noch mehr auf dem Vertrauen in die göttlichen Zusammenhänge. Dort erkennt man an, dass es Energien gibt, die den Körper schwächen oder stärken, Energiebahnen, die nicht anatomisch nachweisbar sind, und Erfahrungen der Seele, die noch lange Zeit später die Kräfte eines Patienten angreifen können. All diese Dinge sind nicht sichtbar, es hat sie aber als Erfahrung gegeben, mit der man arbeiten kann, wenn man die Heilung anregen möchte. So entstand der Name Erfahrungsheilkunde, den wir außerordentlich mögen. Betrachtet man jetzt die Arbeit mit uns jenseitigen Ärzten, so kann man auch nur von einer Erfahrung sprechen. Beweisen kann diese Strahlentherapie niemand, man kann nur die Wirkungen erfahren und beurteilen. So wird es gewünscht, dass die Schulmediziner dieses Leistungsangebot anerkennen, auch wenn die Beweise nicht lieferbar sind. Nun steht die Schulmedizin auf dem Kopf. Gerade die Beweise werden von ihr gefordert. „Es ist etwas ungerecht! Wir sollen beweisen und die Erfahrungsheilkunde darf es ohne Beweise tun.“ Ja, so ist der Unterschied zu sehen. Das gesamte Spektrum der Schulmedizin ist schon durch Laborwerte und andere Parameter verifizierbar. Die Erfahrungsheilkunde ist zwar auch in ihrer Wirkung nachweisbar, aber sie kann nicht beweisen, wie es zu der Wirkung gekommen ist. Es gibt nur die Erfahrung, dass eine bestimmte Therapie eine bestimmte Wirkung mit sich bringt.

In Zukunft wird es einmal genügend Fälle geben, dann ist der Bereich der Erfahrungsheilkunde um die Therapieform der Strahlentherapie durch die jenseitigen Ärzte bereichert. Es bedarf der Geduld und auch der Pionierarbeit, nichts unversucht zu lassen, Menschen auf diese Weise zu helfen.

Vielen Dank allen, die sich an der Mitarbeit in dieser Anfangszeit beteiligen. Danke für die Aufgeschlossenheit der Schulmedizin!

15.05.2007

Seriöser Umgang mit den Heilerfolgen

Liebe Vera, es muss noch dringend darauf hingewiesen werden, dass es für die Therapeuten, die diese energetische Arbeit mit uns vollziehen, einen Grundsatz geben sollte: Die Erfolge sind nicht zu gebrauchen, um zu Ruhm in der Gesellschaft zu gelangen. Es sollte bei der Aufklärungsarbeit bleiben und stetig wieder als Hilfe für betroffene Patienten in Anspruch genommen werden. Wichtige Auftritte in den Medien möchten wir nicht gestatten. Dies entspricht nicht unserer Auffassung von seriösem Umgang mit der Wahrheit. Die Menschen erfahren die Hilfe und sie dürfen gern dafür sprechen, doch die Therapeuten sollten sich von den Medien fernhalten. Leider sind die Medien nicht so sehr auf Akzeptanz und Toleranz eingestellt, sondern sie bringen alles Gesagte gern in die Kritik, wollen Beweise und setzen die Therapeuten unter Erfolgszwang. Dieser Druck in dem Gemüt der Therapeuten ist schon wieder eine Blockade, die wir umgehen möchten. Der Erfolg ist gegeben, wenn die Ruhe, die Besinnlichkeit, die Demut und der Dank erhalten bleiben. Sobald eine größere Öffentlichkeit die Blicke auf die Erfolgsquote richtet, ist die Situation nicht mehr entspannt. Lassen wir eventuell nur die Patienten von den Erfahrungen sprechen, wenn sie zufrieden sind. Alles andere ist nicht gewollte Propaganda.

Das Fernsehen und andere Medien bedienen sich einer Sprache, die sich abhebt von dieser Ehrfurcht vor göttlichen Energien.

Es wird die reine sachliche Ebene gewählt, die sich nicht mit der mentalen Welt vereinigen lässt. Bevor es zu Verhöhnungen kommt, die allen Energietherapeuten sehr viel an Kraft nehmen könnte, sollte es nicht zu Kontakten mit der Presse kommen. Dieser Rat ist eine Hilfe, wenn es zu der Nachfrage kommt, ob man die Energiearbeit öffentlich demonstrieren möchte. Auch in großen Kreisen, wie Vorträgen oder Versammlungen vieler Personen, ist es nicht erwünscht, Heilung zu demonstrieren. Jeder Versuch kann in solchen Kreisen bewusst gestört werden, um gerade den Beweis unmöglich zu machen. Es ist zu bedauern, dass wir es so sehen, aber die Menschen brauchen noch Zeit, um dann auch in dieser Gesellschaft die gebotene Achtung zu zeigen. Negative Einflüsse brauchen wir nicht aufzurufen. Sie lassen sich umgehen, wenn wir im Stillen mit unseren ausgewählten Therapeuten arbeiten dürfen. Die Versuchung ist groß, es doch zu versuchen, im Fernsehen einen Beweis für diese großartige Hilfe der jenseitigen Ärzte zu erwirken. Wir raten dringend davon ab, um die negativen Erfahrungen allen zu ersparen, die sich mit Liebe dieser Arbeit hingeben.

Zum Kontakt in direkter Form des Schreibens oder im Empfang der Grundsätze dieser Energiearbeit haben wir uns für eine Person entschieden, es ist unser Medium Vera. Es käme zu unguten Bewegungen, wenn jetzt noch viele in Erwartung von Botschaften sich dem Schreiben zuwenden und dann in allen Fragen wiederum eigene Werke herausbringen würden. Daher lassen wir es bei dieser gewählten Art der Übermittlung unserer Leitlinien. Bitte verlasst Euch darauf, es wird in der nächsten Zeit nicht so schnell eine Änderung dieser Grundsätze geben. Jede andere Schrift ist nicht authentisch mit der Überzeugung der jenseitigen Ärzte und eventuell erfunden. Warum wir es so und nicht anders gestalten, dürfte jedem schnell einsichtig sein. Es soll zu diesen Themen keinen Streit, keine Diskussion im irdischen Leben geben. Es ist unser Beitrag zum friedlichen Umgang mit der neuen Strahlentherapie. Ein Geschenk Gottes, das für jeden bereitgehalten wird, der sich damit identifiziert und es nicht infrage stellt.

Das ist nun die einzige große Einschränkung der Therapeuten, dass sie sich an diese Bescheidenheit erinnern, wenn die Einladung zu Mediengesprächen erfolgt. Die Bescheidenheit ist ein tiefer Schutz vor unguten Einflüssen und Verunsicherungen. Wir sehen die Gefahr leider und möchten unsere lieben Therapeuten davor bewahren. So kommt auch niemand in den inneren Druck, seine Erfahrungen müssten durch die Medien multipliziert werden. Die Verbreitung erfolgt schon durch die Patienten sehr rasch und durch Gespräche unter befreundeten Kollegen. Damit können wir es überschauen und die unliebsamen Einflüsse fernhalten. Kommt die Kritik aus der Gesellschaft, es wäre nicht seriös, wenn es nicht durch die Medien publizierbar wäre, so sollte man den Hinweis geben, dass unser Medium der Publikation eben die Buchform ist und nicht die journalistische Wiedergabe. Somit bleibt die Liebe ungetrübt und die Bezugsquelle dieser Wahrheit bleibt eine einzige.

Wir sehen, dass es nicht allen leichtfällt, damit umzugehen, doch es wird sich der Respekt, mit dieser Einschränkung zu leben, für jeden auszahlen.

Nun danken wir für die Aufnahme im Buch, das sich nun schon allmählich der Vervollständigung nähert.

17.05.2007

Liebe als Grundlage der Therapie

Wir haben es bemerkt, dass es schwerfällt, wenn jemand als Therapeut seine Patienten ablehnt oder sie gering schätzt. Das ist eine Blockade in der Therapie, denn die bedingungslose Liebe zu jedem Menschen gehört zur Ethik eines Therapeuten. Das bedeutet, dass es keine Verurteilung der Lebensgeschichte des Patienten geben darf. Es kann jemandem gut ergangen sein, er hat eventuell viel geleistet und Gutes tun dürfen, dann ist das genauso wertneutral zu sehen wie bei einem Patienten, der durch seine Geschichte in die negative Seite gezogen wurde. Es ist möglich, dass der Mensch, der viel Negatives erleben und ertragen musste, wertvollere Absichten hat als der andere. Nun darf es kein Therapeut beurteilen, ob ein Mensch von Wert ist. Er sollte allein darauf achten, dass er den Menschen, ganz gleich, wo er hingelangt ist, in seinem Bemühen um Harmonie und Weiterentwicklung zur Seite steht. Ein Therapeut hat die Aufgabe, für alle gleichermaßen eine Lebenshilfe zu sein. Diese Neutralität ist ein Gebot für jeden Arzt und Heilpraktiker.

Sollte es aber zu einer besonderen Situation kommen, dass ein Therapeut sich nicht geachtet oder gar ausgenutzt fühlt von einem Patienten, so sollte er mutig sagen, dass er diese Achtung, die er dem Patienten entgegenbringt, auch von diesem erwartet. Dann kann es nach einer Aussprache in gewünschter Weise für beide Seiten eine weitere Zusammenarbeit geben. Nur bei gegenseitiger Achtung gibt es ein positives Therapiegespräch. Ist diese Achtung nicht zu erzielen, sollte die Behandlung ausgesetzt werden. Dann ist es für den Patienten eine Lernaufgabe, sich einen Therapeuten zu suchen, der in Resonanz zu ihm gehen kann.

Wir sehen, dass es bei vielen Therapeuten eine Ausrichtung auf eine besondere Patientenschicht gibt. Das ist nicht unbedingt berechtigt. Es kann ein guter Therapeut auf jeden Menschen eingehen, ganz gleich, ob arm oder wohlhabend, ob von hohem oder niederem intellektuellen Niveau. Es darf kein Kriterium sein, sich nur einer bestimmten Bevölkerungsgruppe zuzuwenden. Alle Gruppen sind betroffen von der Therapiebedürftigkeit. Da gibt es keine Unterschiede. Viele gute Therapeuten haben noch Hemmungen, ihre Patienten auch in einer schlichten Praxis zu empfangen. Das Schlichte ist gerade erwünscht, denn die Einrichtung der Praxis ist genauso nebensächlich wie die Kleidung des Patienten. Die Ausrichtung allein auf den Geist und die Seele des Patienten sollte der Therapeut im Auge haben. Wenn er damit umgehen kann, dann stellen sich automatisch alle Bevölkerungsschichten bei ihm ein, denn der Effekt der Therapien spricht sich herum, und das in allen Kreisen.

Den Wert der Behandlung kann nur der Patient ermessen. Seine neue Lebensgefühlslage, die er aus der Therapie mitnimmt, seine Erleichterung sind die Kriterien für den Erfolg der Therapie. Ein Abbau von Blockaden ist somit immer eine Befreiung von Traumata. Wir werden es einrichten, dass zu jeder qualifizierten Praxis viele Patienten aus allen Bevölkerungsschichten finden. Nun ist es dann möglich, dass eine Praxis es auch verkraften kann, die Behandlung für ärmere Patienten zuweilen gratis oder zu geringerem Honorar zu übernehmen. Schon jetzt danken wir dafür. Ein Therapeut erhält den Hinweis von uns im rechten Moment, ob er großzügig sein sollte. Dieser Impuls kommt von uns, denn viele Patienten schämen sich, die Bitte um Begünstigung zu stellen. So kommen wir zu einer erfreulichen Begegnung mit allen Teilen der Gesellschaft. Daraus zieht auch der Therapeut einen Nutzen. Er kann sich über die Zusammenhänge in der Gesellschaft besser ein Bild machen. Er lernt kennen, welche Facetten des Lebens möglich sind, kann daraus wiederum Trost und Erfahrungswerte für die Gespräche schöpfen. Seine Kompetenz wird umfassender mit dieser Blicköffnung auf viele Lebenslagen.

Wir sehen, mit dieser Arbeit einen Beitrag zu leisten für das Verständnis unter den Menschen. Sehen die Therapeuten ihre Patienten mit Liebe und vermitteln diese Offenheit in den Gesprächen, so tragen sie zur Harmonie in der Gesellschaft entscheidend bei. Jeder wird von Gott geachtet und geliebt, in einer Therapie mit der von uns übertragenen göttlichen Strahlentherapie darf es keine Benachteiligungen geben. Mit diesem Abschnitt ist es eindeutig gesagt, dass es keine soziale Grenze gibt in der Anwendung der Strahlentherapie. Als solche ist sie allgemein gültig und von jedem Menschen der Erde als Hilfe Gottes zu verstehen.

Es ist in die Entscheidung des Einzelnen gestellt, solch eine Hilfe für sich zu wählen oder sie abzulehnen. Diesen freien Willen trägt jeder in sich, daher ist damit zu rechnen, dass es Menschen gibt, die einen anderen Weg für sich erwählen. Die mit unserer gegebenen Hilfe arbeitenden Therapeuten sollten dies nicht als persönliche Zurückweisung betrachten. Es wird noch Zeit brauchen, bis es zu harmonischer Hinwendung zu dieser Heilarbeit kommt.

Eine bedeutende Aussage ist damit zu unserem Medium gekommen. Es ist für heute genug getan.

17.06.2007

Zu Geräten, die auf informatorischer Ebene wirken

Liebe Vera, lass uns für Deine Leser etwas zu den Ereignissen der letzten Tage notieren:

Vera hatte viel zu tun, es sollte für eine Firma eine Studie erstellt werden, die die Wirkung des energetisierten Wassers per Dunkelfeld-Blutanalyse kontrolliert. Im normalen Verlauf gibt es eine Verbesserung des Blutes schon bei einer Kontrolle, nachdem der Patient 0,25 Liter des Wassers getrunken hat und man nur 15 bis 30 Minuten abgewartet hat. Schon so kurzfristig ist ein Heilungsgeschehen durch dieses wertvolle Heilwasser zu beobachten. Bei einigen Probanden gibt es diesen Effekt nicht. Dies ist entstanden durch eine mentale Blockade gegenüber energetischer Heilung. Diese Blockade ist entweder durch Kontakt mit Informationen über Geräte oder über Therapeuten gesetzt worden. Man kann diese Blockade überwinden, wenn man die Entkopplungstherapie durchführt, zu der die Erlaubnis gegeben wird und mit der auch der Patient einverstanden sein muss. Danach ist eine Wirkung des Heilwassers gegeben wie im normalen Verlauf. Dies besagt nun, dass viele Menschen, die sich der Heilung öffnen, es noch nicht einmal wissen, dass sie eine blockierende bzw. manipulierende Information gegen jegliche Heilbehandlung in sich tragen. Implants ist ein anderes Wort für solche Sperrungen. An alle Therapeuten sei hier die Information gerichtet, dass solche Einflussnahmen auf den Patienten und die damit einhergehende Manipulation zu einer

Bindung und Abhängigkeit nicht von Gott gewünscht sind. Es ist ein Eingriff in die Gestaltung des freien Willens. Die so blockierten Menschen können sich nicht mehr frei entscheiden und entfalten. Man darf niemandem solche Freiheit nehmen, die er von Gott geschenkt bekam. In Zukunft sollen solche Methoden nicht mehr wirken, die Menschheit erfährt eine Therapie, durch die sie frei wird von solchen manipulativen Energien.

Therapeuten sollten sich gut mit jeder neuen Therapieform auseinandersetzen, denn es werden zahlreiche Geräte angeboten, die unseriös auf den Patienten einwirken. Wir bitten die Therapeutenschaft um Mitarbeit bei der Klärung der Frage, ob ein Gerät erfolgreich sein darf. Bitte testet per Kinesiologie, Pendel oder Rute die Angebote auf folgende Frage:

„Ist das Gerät frei von blockierenden und manipulierenden Impulsen für den Patienten?"

Natürlich ist solch eine Blockade oft auch für die Therapeuten schädlich, die mit diesen Geräten umgehen. Sie sind genau wie die Patienten im Einflussbereich. Es ist besser, ein Gerät zu vernichten, das ungute Einwirkungen erzielt, als viele Patienten dadurch zu dem eingeschränkten freien Willen zu verleiten. Die Verantwortung liegt bei dem Therapeuten, sich von unseriösen Firmen abzugrenzen. Sollte erst nach einiger Zeit die Erkenntnis erfolgen, dass die Wirkung des Gerätes Ungutes mit sich bringt, so sollte der Therapeut sich von Kollegen entkoppeln lassen. Danach ist er frei und wird auch geschützt vor dieser Kraft.

Dies war unser Anliegen, es nach der Erfahrung der Studie dringend zu übermitteln, dass wir die Würde des Patienten geachtet und geschützt wissen möchten.

Nun haben wir für heute alles gesagt. Bis bald, Eure jenseitigen Ärzte.

29.10.2007

Wir Ärzte im Jenseits möchten noch einmal darauf die Aufmerksamkeit richten, dass eine Vielzahl von Anbietern von Energieübertragungen auf der Erde auftritt. Die Flut von Informationen bedeutet eine große Anstrengung für die Menschen. Sie wissen oftmals nicht, wie viel Einfluss auf sie genommen wird. Eine wichtige Position ist die Elektronik. Mit ihr ist es möglich, Bilder und Worte als Informationsträger auf die Menschen zu lenken. Es wird auch über die Medien Manipulation vorgenommen. Das bedeutet, dass eine Person, die sich nicht schützen kann, ohne freiwillige Entscheidung auf eine Information eingestimmt wird. Die Informationen sind vielfältig, teils rein und zum Wohle der Empfänger, oder sie sind ethisch unhaltbar, wenn man sie analysieren kann. Die Informationsgeber sind einer besonderen Macht ausgeliefert, sie müssen handeln, um Geld zu verdienen. Die Entscheidung ist also auch nicht ganz freiwillig getroffen, wenn man eine Familie zu unterhalten hat. Es darf aber eine solche kritiklose Arbeit in der Zukunft nicht mehr geben. Eine neue Ethik stellt sich in den Berufen der Mediengesellschaft ein. Niemand sollte einen Beruf ausüben, der Impulse gibt, die nachteilig sind für andere Menschen oder ihr Wesen verändern wollen. Lasst uns diesen Informationen einen Schutz entgegensetzen. Menschen, denen diese Arbeit angeboten wird, sollten nach der ethischen Lage Informationen abfragen.

Die Testfragen für eine Tätigkeit lauten:

Leiste ich mit dieser Arbeit einen Beitrag zu Aufgaben, die ethischen Ansprüchen gerecht werden?

Aus meiner Arbeit gibt es für keinen Menschen nachteilige Konsequenzen.

Die Arbeit .... trägt zu der positiven Entwicklung der Menschheit bei.

Dies sind die Fragen, die sich jeder Mensch bei neuen Berufsstellungen, bei Firmenwechsel oder Neuorientierung stellen kann. Mit dieser Vorsicht ist es nicht möglich, anderen zu schaden.

Die Möglichkeit für die Verbraucher bzw. für die Untergebenen ist ebenso zu nennen:

Um der Manipulation oder Blockade durch ungute Informationsübertragung zu entgehen, ist es nur mithilfe einer Testfrage möglich, die Reinheit von Energien, Gedanken oder Informationen zu erfahren.

In der Firma .... herrscht gute, positive Energie, die zum Wohl der Mitarbeiter und der Kunden zum Einsatz gebracht wird.

Mit einer solchen Testfrage weiß der Stellensuchende, wie weit er sich einlassen sollte. Eine Antwort „Ja" ist die Bestätigung dafür, dass man mit keinem Mitarbeiter und Kunden auf ungute Weise umgehen wird.

Ein „Nein" sagt schon, dass es Probleme geben wird, eventuell auch für den Stellensuchenden.

Eine Wahl gibt es für jeden. Mit dem Testen ist es ja nicht so schwer und Hilfe sollte nicht allzu schwer möglich sein. Besser einmal zu viel getestet, als durch ungute Energien geschwächt bzw. krank zu werden. Machen Sie bitte Mut, dass alle Menschen die Arbeit prüfen, die sie ausüben! Eine gute Energie in der Arbeit ist möglich!

Unternehmen mit schlechter Energie lassen sich bessern, wenn so lange um eine Änderung zum Positiven gebeten wird, dass es eines Tages von Verantwortlichen eine Änderung gibt, die negative Effekte ausschließt.

Für die Gesundheit der Menschen ist diese Frage ganz wichtig!

Die Seele spürt es, wenn die Energie nicht gut ist. Sie wird krank und durch sie auch der Körper! Kraftlose Menschen sind oft ein Opfer von unguten Einflüssen. Bisweilen laufen die Personen in die Praxis eines Arztes, der wiederum zum Energieverlust nichts sagen kann. Eine schulmedizinische Arbeit hilft in solchen Fällen nicht weiter. Die Energie ist meist von anderen Therapeuten auszugleichen. In der Zukunft sollten die Therapeuten die Verantwortung auch mit den Patienten besprechen, die sie selbst übernehmen können. Ein neuer Weg, weg von unguten Einflüssen, rettet die Gesundheit.

In diesem Sinne lasst uns für heute den Abschnitt beenden.

Eine frohe Zeit im Sinne einer befreienden guten Ausrichtung der Arbeit wünschen wir allen Lesern.

11.11.2007

Positive und negative Energieübermittlung

Es ist eine gute Gelegenheit, gerade heute etwas zu dem Thema der nutzbringenden Übertragung von Energien zu schreiben und auch zu dem Gegenteil, der Übertragung von schwächenden Energien.

Im besten Fall gebraucht ein Therapeut die Energie, die er übertragen darf, um seinen Patienten eine heilbringende Wirkung zu ermöglichen. Diese Intention soll eine Begleitung bei jeder Behandlung sein, es ist so gewünscht von allen höheren Geistwesen, die die Therapie übermitteln, dass diese Meinung des Therapeuten besteht. Die meisten Therapeuten sind in dieser Meinung tätig. Sie haben hohe ethische Ansprüche an ihre Arbeit und sorgen selbst für guten Umgang mit den übermittelten Informationen. In wenigen Fällen ist es aber zu beobachten, dass die Meinung eines Therapeuten sich gegen das Fortschreiten des Patienten richtet. Das soll heißen, ein Therapeut möchte eine Abhängigkeit des Patienten von seinen Diensten erreichen und ist nur begrenzt bereit, die Heilung voranzubringen. In solchen Fällen muss die Therapie ständig wiederholt werden, sie kann auch nach einer Zeit des Erfolges wieder rückläufig sein. Wünscht ein Therapeut die erneute Konsultation durch seinen Patienten, dann kann er es erreichen, indem er die durch ihn veranlasste Therapie mental aufhebt, sie schwächt oder sogar ins Gegenteil steuert. Um dies zu erreichen, kann er die Geister aus unteren Ebenen um Hilfe bitten. Höhere Energien würden die Schwächung von vornherein verbieten. Es kann also durch einen Energieabfall eines Therapeuten zu Kontakten mit niederen Geistwesen bzw. Energien kommen. Es gibt genügend niedere Energieanteile, die genauso übermittelbar sind wie positive Energien. Ein Therapeut kann sich entscheiden, für welchen Weg der Übermittlung er seine Kontakte wählt. Ist einmal ein Weg beschritten, so bedarf es der Erfahrung, damit umzugehen. Eine Arbeit hat stets ohne Eigenvorteil zu erfolgen, damit ist die geistige, mentale Abhängigkeit gemeint. Der Vorteil durch einen Ausgleich für die Beratung und Heilung in finanzieller Hinsicht ist hier nicht gemeint, da dies eine Absprache zwischen Therapeut und Patient im Vorfeld der Beratung ist. Hier ist der Patient schon vor der Behandlung mit einer Honorierung der Leistung einverstanden.

Danach hat die Therapie rein zum Wohle des Hilfesuchenden zu erfolgen, jedoch stets ohne Abhängigkeiten zu programmieren.

Ist die Arbeit einmal abgeschlossen und eine Heilung für Körper, Seele, Geist initiiert, so darf im Nachhinein keine Einflussnahme mehr erfolgen. Wir möchten allen Therapeuten raten, die Kontrolle über ihr ethisches Verhalten zu behalten.

Unser Medium hat in den letzten Monaten eine sehr ungute Erfahrung machen müssen. Viele Energiesitzungen hatten zu einem spirituellen Fortschritt geführt. Die Tatsache der damit ermöglichten selbstständigen Arbeit in der Therapie wurde aber von anderer Seite geneidet und mit Hass belegt. Niedrige Energien wurden ausgesendet, um die bereits gefestigte Energiesituation wieder ins Wanken zu bringen. Selbstzweifel, Ängste und körperliche Symptome wie auch Schmerzen konnte unser Medium verzeichnen. Vera konnte noch nicht ahnen, dass diese Symptome durch negative Besendungen entstanden waren. Es gab bisher nie einen Gedanken an solche Auswirkungen und Intentionen. Ahnungslos blieb sie über einen langen Zeitraum, bis es durch einen Gedankenaustausch mit Freunden klar wurde, dass es eine Beeinflussung in Form einer schwächenden Besendung war.

Wir haben danach eine Therapie gegen diese ungewünschte Schwächung übermittelt. Mit der Formel, die hier genannt wird, konnte eine Entkopplungsarbeit die lang andauernde Schwächung wieder beheben. Man spürt die Wirkung relativ schnell. Ein kritischer Test vorab kann Klarheit bringen, ob es Symptome gibt, die schwächenden Besendungen zuzuschreiben sind. Danach sollte wie folgt entkoppelt werden:

„Mit dieser Entkopplung sollten alle bisher durchgeführten Therapien/Entkopplungen für .... (Name) und deren Bezugspersonen erneut aktiviert werden. Wir bitten darum, dass eine mentale Gegenmanipulation ausgeschlossen ist."

Diese Therapie wird durch den Rat der jenseitigen Ärzte im Namen des Vaters, des Sohnes und des Heiligen Geistes erbeten, damit die Reinheit der übermittelten Energie sichergestellt ist. Alle niederen Energiewesen (Geistwesen) gehen damit zurück, denn sie respektieren die höheren Geistwesen. Mit der Bitte um Ausschluss von mentaler Negativbesendung wird der Status fest verankert.

Eine lange Leidensgeschichte ist damit zu Ende. Schwankungen und Regresse zu bereits überstandenen Themen bleiben aus.

Mit dieser tragfähigen Lösung soll allen Therapeuten Mut gemacht werden. Die niederen Energien sind auch dauerhaft überwindbar. Eine kurze Bitte hilft zur Stabilisierung des Erreichten.

Wir sehen Erleichterung bei Vera, sie ist ab heute frei von den schwächenden Einflüssen, weil ihr Ehemann Theo für sie mit uns gearbeitet hat.

Bis zum nächsten Abschnitt alle guten Wünsche von Euren Ärzten aus dem Jenseits.

25.12.2007

Weihnachten – Licht und Freude

Es ist Weihnachten, die Zeit der Besinnung und des Dankes. Viele Menschen nutzen die Ruhe der heiligen Tage, um für die Seele etwas zu tun. Körperlich tun uns die Spaziergänge, die winterliche Luft und die Sonnenstrahlen gut. Das Licht nährt Körper und Seele. So ist das Kerzenlicht symbolisch für die Lichtenergie des Jesuskindes zu sehen. Es wurde Licht im Dunkel der Nacht, als das Jesuskindlein geboren wurde. Licht steht für Freude und Geborgenheit, für Hoffnung und Liebe. Helligkeit schafft Vertrauen, es ist alles klar umrissen und sichtbar. Das ist die Weihnachtsbotschaft, die Jesus bringt: Lasst alles im Vertrauen, im Licht erscheinen, dann wird es auch kein Leid und keine Dunkelheit geben.

Die Dunkelheit der Nacht hat Gott geschaffen, um Zeit für Ruhe und Erholung zu geben. Diese Zeit der Regeneration darf nur mit Respekt behandelt werden. Menschen brauchen diese Zeit, sich im Vertrauen auf Schutz und Geborgenheit auszuruhen. Als erholter Mensch ist am neuen Tag wieder die Kraft zu neuen Taten erschaffen. Schlaf, Ruhe, das sind für die Nerven wichtige Faktoren. So sind auch für die Seele das Vertrauen und die Geborgenheit Voraussetzung zu erfolgreichem Schaffen in der Zeit des Lichtes. So wie Angst blockierend auf die seelische Entwicklung eines Kindes wirkt, so wirkt sich Dunkelheit schwächend auf die Körperzellen aus. Mit Freude kann man viel Licht erzeugen. Es wird Weihnachten mit den Geschenken, dem feinen Essen, dem festlichen Glanz im Haus Freude geschaffen. Diese Freude ist die Stärkung für die Seele in der sonst dunkleren Jahreszeit.

Engelbilder auf Kerzen, auf Bildern, auf Kugeln, kleine Engelfiguren sind nett anzuschauen. Der Blick auf solche Bilder ist für die Seele jedes Mal eine Streicheleinheit. Sie erinnern daran, dass die kleinen Figuren, die kindlich ausschauen, unschuldig sind, so wie wir es alle einmal waren, als wir zur Welt kamen. Ein Kind wie Jesus, wie jedes Baby ist unschuldig und bringt wieder das Licht Gottes zum Leuchten. Jedes Kind mit dem Wunder der Geburt schafft Freude. Ein kleines Kind zu betrachten ist genauso wie die Betrachtung von Engelbildchen gut für die Seele. Es erinnert unbewusst an die eigene Entstehung, an die Tage der völligen Unschuld und die Liebe Gottes. Jedem wird diese Liebe auf den Weg gegeben. Liebe, Geduld, Geborgenheit halten das Licht am Leuchten.

Traurige Eindrücke, die wir Traumata nennen, trüben das Lebenslicht oder können es sogar zum Erlöschen bringen. Lassen wir die Freude über alles Gute zu, so wird sie wachsen in uns und allen, die uns nahe sind. Freude schafft in Resonanz mit anderen Menschen wieder Freude, und deren Resonanzfelder sorgen wieder für die Verbreitung von Freude.

Alles, was wir in der Lehre über die neuen Therapien ausgedrückt haben, ist eine logische Übereinstimmung mit dem geschichtlichen Phänomen, dass uns Jesus als Licht, als Freudenbringer, als Therapeut geschickt wurde. Der Heiland gab Heilungen durch die Gewissheit im Glauben, dass er göttliche Energie übertragen konnte.

Dieses Vertrauen in die göttliche Absicht, diese Freude über die Möglichkeiten der Heilung soll die Therapeuten begleiten in ihrer Arbeit. Nur mit einer festen Überzeugung, dass wir als Therapeuten dem Licht im gesamten Universum dienen, können wir das Licht im Patienten zum Leuchten bringen.

Eine Therapie, die mit dieser Überzeugung verläuft, schafft für kein Individuum, das mit dem Patienten verbunden ist, etwaige Nachteile. Es wird im Umfeld des Patienten positive Entwicklungen und Stärkungen hervorrufen. Die Therapie grenzt keinen Patienten von seinen Bezugspersonen ab, sondern erhellt das Zusammenleben in den Familien und auch in Firmen oder anderen Gesellschaften. Diese Beobachtung ist sicher schon von Patienten gemacht worden, die eine Therapie in dieser Überzeugung erfahren konnten.

Liebe Leser dieser Weihnachtsbotschaft, gehen Sie mit dem Wunsch nach Erleuchtung, Stärkung im göttlichen Sinne in eine Behandlung, dann werden Sie nicht enttäuscht. Die Erwartung einer Therapie, so wie sie auch Jesus gab, wird von den Therapeuten gespürt und sie werden, soweit sie gut geschult sind, sich bemühen, diese Erwartung nicht zu enttäuschen, sondern sich ebenso der göttlichen Führung anvertrauen.

Wir lieben die Verbreitung dieser Botschaft, da durch diese Gedanken eine neue Qualität von Therapien entsteht.

Weil es sein darf, sich zu freuen, sich mit Licht zu umgeben, wünschen wir diese Freude besonders am Weihnachtsfest allen Menschen der Erde.

Mit einem Gruß von den Ärzten im Jenseits lassen wir diesen Brief ausklingen.

„Leuchtende Weihnachten!"

18.01.2008

Botschaft zum Neuen Jahr

Lass Dich grüßen vom Rat der jenseitigen Ärzte. Es freut uns, dass so vieles, was sehr bewegend war, nun überstanden ist und es weitergehen kann im Werk über die „Neue Wahrheit aus dem Jenseits".

Wir sehen eine gute Zeit anbrechen. Dieses neue Jahr soll viel Gutes bringen für die Menschheit. Als solches ist zu verstehen:

Überwindung vieler traumatischer Ereignisse, Öffnung des Geistes für die universelle Energie, Liebe und Verständnis der Menschen für benachteiligte Bevölkerungen. Auch ein Verständnis für die Natur, die Reinigung und Reinhaltung wird sich erneuern. Insgesamt sollte jeder eine positive Veränderung erfahren oder sogar dazu beitragen. Die Zeit wird reif für die Veröffentlichung dieser Schriften. Menschen, die wie Vera die Öffnung gewünscht haben, sie auch erfahren und nutzen dürfen, werden nicht mehr allein dastehen und als Spinner beschimpft. Man wird diese Arbeit als Medium achten. Jede Schrift kann für andere Menschen die Öffnung bedeuten für die Zusammenarbeit zwischen dem Diesseits und dem Jenseits. Somit ist diese Schriftenreihe ein Fundament für die Überwindung von Zweifeln an unserer Existenz und Energie.

Mit großer Freude beobachten wir, dass auch Veras vertraute Freunde, die sie in der Arbeit mit uns unterrichtet hat, diese Erfahrung probeweise schon genutzt haben. Sie waren alle danach begeistert und voll dankbarer Liebe für ihre Bereicherung in ihrer Arbeit. Die Erfolge in ihrer therapeutischen Arbeit gaben schon sehr schnell den Impuls, überzugehen zu dieser neuen Methode. Auch die Beobachtung, dass die Patientengespräche fließend gehen, wie von selbst zum Kernproblem führen, ist richtig, denn immer wenn wir erwünscht sind, helfen wir, die Patienten für diese Therapie zu öffnen. Einen Weg findet man in jeder Besprechung und die Patienten gehen zufrieden heim.

Die Kollegen von Vera werden helfen, die Schriften inhaltlich zu bestätigen.

Checkliste zum Testen

Heute möchten wir die große Checkliste ansagen für alle Therapeuten, die die Arbeit genau wie Vera systematisch erlernen möchten.

Es hat sich bewährt, folgende Fragen zu testen:

1. Ist der Patient / die Patientin frei von Konflikten aus dieser Inkarnation?
2. Ist der Patient / die Patientin frei von einem Geburtstrauma?
3. Ist der Patient / die Patientin frei von Prägungen aus der vorgeburtlichen Zeit?
   (Gefühle der Eltern aus der vorgeburtlichen Zeit, pränataler Verlust von Geschwistern (Zwillingsgeschwistern, Drillingsgeschwistern etc.)
4. Ist der Patient / die Patientin frei von Konflikten aus früher erlebten Inkarnationen?
5. Ist der Patient / die Patientin frei von negativen, schwächenden Besendungen?
6. Ist der Patient / die Patientin frei von manipulierenden, blockierenden Implants (mental gesetzte Schranken, die den freien Willen ausschließen)?

Zu jeder Frage können Zusatzfragen den Konflikt genau eingrenzen, falls eine genaue Aufdeckung des Themas vom Patienten gewünscht ist. Die Tatsache, dass es für manche Patienten eine große Belastung ist, die genaueren Zusammenhänge zu hören, kann auch zu einer „pauschalen Entkopplung" eines der Punkte 1 bis 6 führen.

Nur bei belastbaren Patienten ist eventuell genau der Konflikt zu Bezugspersonen bei 1, zu Verlusten bei 1, 3 oder 4 aufzudecken.

Mit der Entkopplung zu allen Punkten 1 bis 6 ist eine Befreiung von Blockaden der Heilung möglich. Körperliche Symptome wie Schmerzen, Organschäden oder geistig-seelische Störungen wie Gemütsschwankungen, Depressionen oder Lernstörungen, Hemmungen, Ängste, Trauer und Leid dürfen in die Heilung geleitet werden. Ein gestärkter Mensch geht aus der Therapie hervor, er ist wieder bereit, den Aufgaben des Lebens entgegenzutreten.

So haben wir es gemeint mit der Stärkung durch eine Entkopplung und mit der Konfliktüberwindung durch eine individuelle Frequenztherapie durch die jenseitigen Ärzte.

Nach Durchführung der Entkopplung kann eine Nachtestung vorgenommen werden, die dann auch dem Patienten wie dem Therapeuten die Wirkung zeigen darf:

Der Patient / die Patientin ist frei von Blockaden der Heilung.

Der Patient / die Patientin ist frei von Konflikten zu Bezugspersonen dieser Inkarnation.

Man kann die Namen der Bezugspersonen durch den Patienten / die Patientin sprechen lassen und danach den Arm kinesiologisch testen. Bei einem starken Arm gibt es zu der genannten Person keine Konflikte.

Die Überwindung von Gefühlen, die Lebenshemmungen erwirkten, ist mit dem Satz „Ich gestatte mir ein erfülltes Leben / eine erfüllte Partnerschaft / Erfolg / .... etc.“ zu testen.

Die Überwindung von Leid und Traumata ist zu testen mit Aussagen wie:

„Die Traumata, die Ängste, der Verlust von ...., die Trennung von .... sind überwunden."

Die Überwindung von Schuldgefühlen/Schamgefühlen, die teils durch Lebensumstände, Verlust oder Gefühlsübernahmen erfolgten, ist zu testen mit:

„Ich bin frei von Schuldgefühlen/Schamgefühlen."

Die Stärkung der verstorbenen Seelen durch die Bitte um Hinwendung zum Licht und um Aufnahme im Licht ist zu testen mit:

„Alle verstorbenen Bezugspersonen von .... sind im Licht."

Wir meinen, dass damit sehr viel an seelischen Belangen umschrieben ist.

Spezielle Lebensläufe hinterlassen auch ihre besonderen Spuren auf der Seele, die jeder Therapeut mit eigenem Feingefühl im Gespräch erfragen und lösen darf. Der Formulierung von individuellen Fragen zum Patienten ist keine Schranke durch diese Richtschnur an Fragen gesetzt. Man muss an den Zeitrahmen denken, in dem gearbeitet wird. Ist der Patient öfter oder eher selten zu einem Gespräch in der Praxis? Ist der Patient sehr schwach, so darf man eventuell nur pauschal die Fragen 1 bis 6 abklopfen, um dann sofort pauschal zu entkoppeln. Die Wirkung ist auch dann gegeben. Man darf es individuell auf die Situation und die Konstitution ausrichten, wie ein Gespräch zu verlaufen hat.

Dies sei zu jedem Therapeuten gesagt: Bleibe deinem Stil treu!

Liegt Dir eher an einer kurzen Version, so nutze die Hilfe für den Patienten per Entkopplung zum Beispiel in der Form, dass Du um Auflösung der Ursachen der Erkrankung .... per

Entkopplungstherapie durch die Frequenzen unserer Strahlentherapie bittest.

Kontrollfrage: „Der Patient / die Patientin ist frei von Ursachen der Erkrankung …………" oder „Die Ursachen der Erkrankung von ………… sind überwunden".

31.05.2009

Interaktionen bei energetischen Heilweisen

Mit diesem Beitrag möchten wir Therapeuten und Patienten darauf hinweisen, dass es wie in der Schulmedizin aufhebende Wirkungen geben kann.

Nach einer erfolgreichen Therapie ist eine Reihe von Wechselwirkungen möglich, die beim Patienten die Auflösungen von Entkopplungstherapien rückgängig machen können.

Die erste Voraussetzung ist, wie schon ausgeführt, die Achtung der göttlichen Hilfe. Tritt Geringschätzung auf, so hebt man die Therapiewirkung damit auf.

Als zweite Voraussetzung soll hier die Demut nochmals genannt werden, das heißt, auch in Dankbarkeit für eine große Gnade zu bleiben.

Mit der Hinwendung zu anderen Therapien wie auch Homöopathie, Kinesiologie und Hypnose, Psychotherapiemethoden und Rückführungen ist ebenso leicht eine Umkehr von bereits erfolgten Wandlungen möglich.

Man stelle sich vor: Patient ist geheilt, will aber mehr über sich erfahren. Die erneute Hinterfragung von Ursachen zu besonderen Lebensthemen kann im besonderen Fall Probleme neu manifestieren, wenn die Heilphase noch nicht lange her ist oder noch läuft.

Wir konnten die Energie bei wenigen Patienten aus diesen Gründen nicht auf dem Niveau halten, die die Entkopplung erzeugt hatte.

Es war keine Auflage an die Entkopplung gebunden, die es dem freien Willen untersagt, andere Wege zu gehen.

Einen anderen Weg gehen bedeutet: „Problem, komm wieder, ich packe Dich doch, ich komme auf anderem Weg noch mal auf Dich zu!“

Wir haben diese Beobachtung gemacht und können hier folgenden Vorschlag machen.

Wir bieten uns an, bei Rückfällen, die ungewollt durch zufällige Begegnung mit anderen Energieeinflüssen entstanden sind, eine Stabilisierung der Entkopplungstherapie zu erwirken, und zum Schutz vor Rückfällen auf die Bitte vom Therapeuten den Status nach der Entkopplung vor Fremdeinflüssen unerwarteter Art zu bewahren.

Diese zwei Möglichkeiten stehen Patienten und Therapeuten offen, die mit freiem Willen die Wiederherstellung oder den Erhalt des Erreichten anstreben.

Uns ist es ein Anliegen, die Erfahrungen zu dieser besonderen Therapie in positiver Erinnerung zu belassen!

Mit lieben Grüßen für heute

Rat der jenseitigen Ärzte

18.01.2008

Dank und Grußworte vom Rat der jenseitigen Ärzte

Jeder Ruf nach Strahlentherapie durch den Rat der jenseitigen Ärzte wird gehört. Wir hoffen auf große Beteiligung an diesem neuen Heilprogramm.

Nun sei noch ein Gruß an die Ärzte und Therapeuten gerichtet, die sich schon beim Lesen darauf gefreut haben, eine neue Methode kennenzulernen und auszuüben.

Wir hatten noch niemals zuvor mit diesem Konzept eine Möglichkeit der Übertragung auf ein Schreibmedium. Nun ist alles vermittelt, was wichtig und wahrheitsgemäß ist. Abwandlungen dieser Schrift sind nicht erlaubt, denn es darf nicht sein, dass irdische Manipulationen die Wahrheit dieser Therapie verfremden. Zu dieser Therapiemethode soll es keine anderen Schriften geben.

Erfahrungsberichte sollen über Vera und diesen Verlag gesammelt und veröffentlicht werden. Nur in dieser Konstellation ist eine Achtung der Schriften und deren Inhalt gegeben. Wir möchten auch betonen, dass wir aus diesem Grunde keinem anderen Medium Schriften zu diesem Thema übermitteln. Sollte es jemand behaupten, so ist es nicht die Wahrheit von uns, dem Rat der jenseitigen Ärzte.

Liebe Leser, wir danken für die Beachtung dieser Schriften, die Bereitschaft, mit der Therapie zum Wohle der Patienten zu arbeiten und die Wahrheit mit Respekt vor dem Rat der jenseitigen Ärzte zu behandeln.

Wir, das sind inzwischen zahlreiche, fast unzählbare Ärzte im jenseitigen Reich, grüßen in Freundschaft und Liebe und schließen diese Schriften mit diesem Wort:

„Gottes Liebe steht über allem, was wir Euch vermittelt haben."

Rat der jenseitigen Ärzte

Anhang

Namentlich in den Schriften aufgeführte Ärzte:

Barnard, Christiaan, geb. 1922 in Südafrika, gest. 2001 in Paphos, Zypern

Bruker, Max-Otto, geb. 1909 in Reutlingen, gest. 2001 in Lahnstein

Hackethal, Julius, geb. 1921 bei Göttingen, gest. 1997 in Bernau am Chiemsee

Kübler-Ross, Elisabeth, geb. 1926 in Zürich, gest. 2004 in Scottsdale, Arizona, USA

Nowotny, Karl, geb. 1895 in Wien, gest. 1965

Schulte, Eckhard, geb. 1940, gest. 2002, Brilon

Selle, Ludwig, geb. 1901, gest. 1965, Psychologe, Göttingen

Semmelweis, Ignaz, geb. 1818 in Budapest, gest. 1865 bei Wien, ungarischer Geburtshelfer

Wallenstein, Ernst, geb. 1881, gest. 1974, Soziologe, Göttingen

Sekretärin der jenseitigen Ärzte:

Cristina Sisionov, geb. 1945 in Eppan, Südtirol, gest. 1973 in Oelde, Westfalen

Danksagung des Mediums

Herzlich danken möchte ich meinem Schutzengel Cristina und dem Rat der jenseitigen Ärzte für das übermittelte Wissen und das Vertrauen in die diesseitigen Ärzte und Therapeuten. Ich freue mich, eines Tages auch von dort Menschenseelen helfen zu dürfen.

In tiefer Dankbarkeit bin ich mit allen Patienten verbunden, die sich mir anvertraut und für die beschriebene neue Therapieform geöffnet haben.

Meinem Mann Theo Holznienkemper danke ich für die Geduld, mir stets Freiräume zum medialen Schreiben geschaffen und mir während der Entstehung dieses Buches zahlreiche andere Aufgaben abgenommen zu haben. Ich durfte ihm die Schriften oft vorlesen und den Inhalt mit ihm diskutieren.

Meine Vertrauten und Freunde, insbesondere Gabriele Berg und Rita Scheibe, die letztlich den Impuls gaben, die Schritte zur Veröffentlichung des Buches „Eine neue Wahrheit aus der jenseitigen Welt" zu vollziehen, haben mir sehr gutgetan. Danke!

Barbara und Wolfgang Türk danke ich herzlich für die kritische Auseinandersetzung mit den Schriften als erste Lektoren.

Für die Begleitung auf meinem Weg in den letzten Jahren danke ich meinen Eltern und Geschwistern und deren Familien sowie Dr. Günter Brockamp, Dr. Cornelius Lang, Christine und Hans Weber, Monika Gimpel und Angela Schmeidl.

Auch für die vertrauensvolle Betreuung und die kompetente Beratung durch das Team des *Frieling-Verlags Berlin* bedanke ich mich herzlich.

Vera Schulze-Brockamp